Herbert Arlindo Trebien
Érica Yamashita de Oliveira
Carmen Mayanna Jamur
(organizadores)

Tomou, Passou?

Aftas, Azia, Cólica Menstrual, Náusea e vômito, Pele seca, Picada de inseto, Piolhos, Queimaduras, Suplementos Vitamínicos

Textos de
Ana Carolina Barcellos
Bruna Fernanda Battistuzzi Barbosa
Carmen Mayanna Jamur
Érica Yamashita de Oliveira
Herbert Arlindo Trebien
Paulo Roberto Worfel
Rafael Duarte Oliveira Venancio
Sayonara Mendes Silva

PRAM/REBAM-UFPR
Curitiba, Paraná, Brasil
Setembro de 2018

Capa: Matéria-prima

Editoração e diagramação: Equipe do PREXNAMID-UFU
(coordenação geral: Rafael Duarte Oliveira Venancio)

Disponível na Amazon nas versões ebook e impressa

ISBN (versão impressa): 9781720289364

As ideias e imagens utilizadas em cada texto são de inteira responsabilidade do seu respective autor

SUMÁRIO

APRESENTAÇÃO
Érica Yamashita de Oliveira..5

1. O QUE É AUTOMEDICAÇÃO?
Érica Yamashita de Oliveira..9

    Medicamentos Isentos de Prescrição 15

    Conceitos Básicos..17

2. REMÉDIOS E MEDICAMENTOS
Érica Yamashita de Oliveira e Carmen Mayanna Jamur 21

    Sobre Farmácias e Drogarias..22

    Fármaco, droga, princípio ativo, composto ativo, substância ativa 24

    Tipos de medicamentos 25

    Tarja amarela/vermelha/preta 26

    Formas farmacêuticas..27

    Por que existem as diferentes formas farmacêuticas?.......28

    Vias de administração 28

3. A PROPAGANDA E A AUTOMEDICAÇÃO
Carmen Mayanna Jamur..33

    A propaganda de medicamentos sem tarja deve apresentar obrigatoriamente..38

4. DR. GOOGLE VS MÉDICOS E FARMACÊUTICOS
Carmen Mayanna Jamur..41

    A Importância do Farmacêutico..43

    Recapitulando? 45

5. AI, DOUTOR!
Herbert Arlindo Trebien, Érica Yamashita de Oliveira e Carmen Mayanna Jamur..47

Aftas
Carmen Mayanna Jamur 49

Azia
Bruna Fernanda Battistuzzi Barbosa 55

Cólica Menstrual
Bruna Fernanda Battistuzzi Barbosa 61

Náusea e vômito
Ana Carolina Barcellos..67

Pele seca
Sayonara Mendes Silva...75

Picada de Inseto
Paulo Roberto Worfel...87

Piolhos
Ana Carolina Barcellos..95

Queimaduras
Carmen Mayanna Jamur 100

Suplementos vitamínicos
Carmen Mayanna Jamur 104

6. EI, REBÂMIO?! RECAPITULANDO EM QUADRINHOS
Rafael Duarte Oliveira Venancio..106

SOBRE OS AUTORES 120

SOBRE O LIVRO..124

APRESENTAÇÃO

Érica Yamashita de Oliveira

Se você está com esse livro em mãos com certeza alguma coisa nele o interessou, ou a capa, ou título, ou o tema, mas antes de começarmos gostaria de contar um pouco da história de como esse livro surgiu.

Sempre tomamos remédios, quer seja por prescrição médica, quer seja por conta própria ou porque um amigo indicou, mas, nessas vezes em que nos aventuramos sozinhos no mundo das pílulas, comprimidos e cápsulas, nem sempre o resultado é o que esperamos, daí que vem o título desse livro "Tomou, passou?", pois nem sempre tudo o que tomamos irá fazer com que o mal estar passe. Muito por conta da vontade de ensinar e de evitar que efeitos indesejados ocorram ao tomarmos medicamentos por conta própria é que escrevemos esse livro, para que todos possam ter mais autonomia e conhecimentos básicos de como cuidar de seu próprio corpo. Mas esse livro não é uma obra que vem sozinha, ela faz parte de um projeto muito maior, o projeto de extensão "Automedicação: Riscos e Benefícios" da Universidade Federal do Paraná (UFPR).

Para quem não sabe, projeto de extensão é uma coisa que existe na maioria das universidades, e que tem como objetivo integrar o conhecimento teórico com a prática, fazendo com que os alunos devolvam para a comunidade todo aquele conhecimento que foi adquirido na graduação. E esse livro não deixa de ser mais uma forma de fazer essa integração, de tornar aquele linguajar sofisticado em algo mais palatável, mais acessível ao público e é por isso também que esse livro não tem a intenção de ser totalmente teórico, claro que a teoria será empregada, mas nele também há espaço para relatos de experiências vivenciadas no projeto, curiosidades e outros.

O projeto "Automedicação: Riscos e Benefícios" originalmente possuía outro nome: "Riscos da Automedicação" e foi idealizado pela Profª Estela Maria de Arruda Muñoz no ano de 1990. Durante muitos anos a coordenação do projeto ficou a cargo da profª Estela Maria, que posteriormente passou o bastão para outros professores até chegar ao nosso querido Prof Herbert Arlindo Trebien, atual coordenador.

A mudança do nome do projeto ocorreu no ano de 2014, pois, como vamos explicar com mais detalhes ao longo do livro, a automedicação não possui apenas riscos, mas também diversos benefícios, porém salientamos que ela não deve ser feita de forma indiscriminada ou sem um mínimo de conhecimento sobre aquilo que se está fazendo, e, mais uma vez, esse livro entra como fonte de informação para embasar melhor essa prática.

1. O QUE É AUTOMEDICAÇÃO?

Érica Yamashita de Oliveira

Segundo a Agência Nacional de Saúde (ANVISA) "a automedicação é a utilização de medicamentos por conta própria ou por indicação de pessoas não habilitadas, para tratamento de doenças cujos sintomas são 'percebidos' pelo usuário, sem a avaliação prévia de um profissional de saúde" (ANVISA, 2016). Porém, essa definição dá a entender que se trata apenas de uma prática ruim e que deve ser evitada a todo custo. Gostaríamos de discutir um pouco sobre esse ponto de vista.

Como nem tudo na vida é só errado ou só certo, a automedicação também. Medicamentos para o tratamento de doenças mais simples ou doenças que se resolvem sozinhas, cujos sinais e sintomas são facilmente reconhecidos pelo paciente podem e até devem ser tratados mesmo que o paciente não tenha ido ao médico (WONG, 2011). "Mas como assim? Eu devo sair tomando remédios sem prescrição médica?". Não, calma, vamos explicar.

A realidade do Brasil é que somos 200 milhões de brasileiros, segundo o IBGE, e desses 200 milhões apenas 50 milhões (25%) possuem plano de saúde e, consequentemente, podem se consultar facilmente com um médico sempre que necessitarem (dados de março de 2016) (ANS, 2016). Os outros 75% precisam ou optam por comprar remédios por conta, seja por qual motivo for, demora para conseguir consulta médica ou conveniência.

E é por conta dessa nossa realidade que a Organização Mundial de Saúde (OMS) propôs o conceito de "automedicação responsável", que prevê "a prática dos cidadãos em tratar seus próprios sintomas e males menores com medicamentos aprovados pelas autoridades sanitárias e disponíveis sem a prescrição ou receita médica devido à sua segurança e eficácia, quando consumidos segundo as instruções" (ABIMIP, 2016; OMS, 2016). Essa nova visão da automedicação, que leva em conta seu lado positivo e a autonomia do ser humano com relação ao cuidado do seu próprio corpo, é que queremos difundir aqui. E não apenas difundir, mas orientar você, leitor, a como incorporá-la em seu cotidiano de forma consciente e com o mínimo de riscos possível.

Se por acaso você ainda não está convencido de que essa seja uma prática aceitável, e ainda se sente culpado em comprar ou tomar remédios sem o aval de um médico, vamos deixar aqui mais alguns argumentos para te convencer. Vamos supor que você tenha rinite alérgica (30% da população brasileira têm), que é uma inflamação da mucosa nasal, e que gera espirros, sensação de nariz "trancado" (obstrução nasal), coceira e secreção aquosa (SAVIO et al., 2008; SOLÉ, 2012). Todo ano você tem os mesmos sintomas e, por consequência, você já sabe que é a sua rinite que voltou. Você já foi diagnosticado por um médico e você já sabe qual é o remédio que faz mais efeito no seu caso, pois você já teve a oportunidade de utilizar alguns. Nesse caso, você vai ficar sofrendo em casa esperando uma consulta que pode demorar dias, ou você vai à farmácia comprar aquele seu velho conhecido? A resposta é um tanto quanto óbvia, não é?

Nesse caso é bem provável que você irá tomar o remédio de sempre, os sintomas irão passar e você se sentirá melhor sem ter ido ao médico, por conta disso você tornou possível que uma outra pessoa possa ter aquela consulta que seria sua. Com isso há uma diminuição substancial de custos para o sistema de saúde, há melhoria da distribuição de recursos governamentais, diminuição de custos aos usuários, maior conforto para os usuários (já que não há necessidade de ir a um serviço de saúde para tratar de um sintoma já conhecido), melhora da qualidade de vida e, como já havíamos dito, maior direito individual de atuar sobre a própria saúde (ABIMIP, 2016). Em momento algum estamos querendo que você deixe de ir ao médico quando estiver se sentindo mal, o que queremos aqui é que você tenha mais conhecimento para saber quando é possível postergar um pouco essa visita, quando é possível que você mesmo resolva os seus problemas de saúde de forma inteligente.

E o importante aqui é lembrar que você, ou qualquer outra pessoa, sempre pode ter ajuda na hora que for preciso se medicar sozinho. Essa ajuda pode vir tanto do farmacêutico (que dentre suas múltiplas funções, possui formação acadêmica sólida para ajudar o doente nessa hora) quanto de si mesmo. "Mas como assim a pessoa pode ter ajuda de si mesmo?". Ela pode se ajudar lendo esse livro, por exemplo, se informando sobre quais medicamentos ela pode comprar sem prescrição médica, lendo a bula dos medicamentos, vendo sites confiáveis ou programas de televisão sobre saúde e bem estar, entre outros. Propagandas, mesmo que hoje em dia existam leis para as controlar, devem ser vistas de maneira crítica, pois nelas a indústria farmacêutica está tentando te convencer a comprar aquele produto específico, mesmo que nem sempre ele seja o mais indicado para você.

Vale relembrar aqui também, que nem sempre é uma boa escolha seguir piamente as recomendações de familiares e conhecidos quando se trata de doenças, pois nem sempre o medicamento que fez bem para os outros irá fazer bem para você. Além de que, sem uma visão crítica da situação, podemos acabar não notando que nossa "gripe" não é exatamente como a gripe da nossa tia, ou do nosso vizinho e que tomar o mesmo medicamento que eles tomaram pode não te trazer benefício algum, pois é o autoconhecimento que garante a melhor prática da automedicação responsável e não a disponibilidade para fazer testes com medicamentos diversos.

Para que a automedicação responsável ocorra é necessário que o doente busque cuidar sozinho apenas de pequenos males ou sintomas menores, que já tenham sido diagnosticados em outras situações ou que sejam comuns para o doente (ABIMIP, 2016). Deve-se também escolher somente Medicamentos Isentos de Prescrição (MIPs), de preferência com a ajuda de um farmacêutico ou outro profissional de saúde. Nunca se esquecer de ler as informações contidas na bula e na embalagem do produto antes de tomá-lo. E, deve-se parar de tomar o medicamento, se os sintomas continuarem ou se piorarem ao longo do tempo ou se houverem efeitos não desejados. Nesses casos deve-se procurar ajuda médica.

Como você pode ver, existem diversos benefícios quando se fala de automedicação, mas, se ela não for feita com cuidado e consciência pode gerar consequências graves, como: mascarar sinais e sintomas (dificultando, posteriormente, o correto diagnóstico pelo médico) retardando o reconhecimento do distúrbio com possível agravamento do quadro, pode haver a escolha de terapia inadequada, administração incorreta do medicamento, uso de dosagem inadequada ou excessiva, risco de dependência, possibilidade de efeitos colaterais sérios, possibilidade de reações alérgicas, desconhecimento de possíveis interações com outros medicamentos etc (FAMERP, 2016).

Para evitar todas essas consequências, nunca esqueça de:
- Verificar o nome do medicamento (tanto o nome comercial quanto o genérico, caso haja e o nome do composto ativo);
- Verificar sua data de validade;
- Quais são os sintomas que esse medicamento trata;
- Qual a dose e por quanto tempo esse medicamento deve ser utilizado;
- Quais os possíveis efeitos colaterais e o que fazer caso eles ocorram;
- Se há instruções especiais, por exemplo, tomar o medicamento em jejum ou junto com as refeições;
- O que deve ser evitado enquanto tomar o medicamento, por exemplo, evitar bebidas alcoólicas ou não toma-lo junto com outro medicamento;

- Qual a forma correta de armazenamento (AAFP, 2013).

Medicamentos Isentos de Prescrição

E o que esse conceito envolve? "Medicamentos isentos de prescrição", "medicamentos de venda livre" ou, como são conhecidos internacionalmente, produtos "OTC" (over the counter = sobre o balcão), segundo a OMS, são "medicamentos aprovados pelas autoridades sanitárias para tratar sintomas e males menores, disponíveis sem a prescrição ou receita médica devido à sua segurança e eficácia, quando consumidos segundo as instruções" (ABIMIP, 2016; FAMERP, 2016; MedLine, 2016; OMS, 2016). Esses medicamentos não possuem aquela tarja colorida (vermelha ou preta – vamos falar mais dessas tarjas em momento oportuno) e por isso não precisam de receita médica para serem comprados. Por conta disso é que existe uma grande diferença entre automedicação e autoprescrição.

Na autoprescrição a pessoa está consumindo remédios tarjados sem a orientação de um médico, e é aqui que ocorrem a maioria dos casos de intoxicação por medicamentos. A autoprescrição, sim, é que uma prática perigosa e deve ser evitada. Por medidas se segurança também não é recomendada a autoprescrição nem a automedicação em crianças, idosos, gestantes e no período de aleitamento.

No Brasil, infelizmente, não existe uma lista de quais são esses MIPs, mas, sim, uma lista de grupos e indicações terapêuticas (GITE), isso é, há uma lista com diversos tipos de medicamentos (como: anti-inflamatórios, analgésicos, laxantes etc) e quais são as suas principais ações (no caso dos laxantes, temos indicação para: prisão de ventre, obstipação intestinal, constipação intestinal, intestino preso). Essa lista está na Resolução da Diretoria Colegiada (RDC) nº 138 de 2003 (BRASIL, 2003), e segundo essa resolução, se um medicamento pertence a um grupo terapêutico com uma indicação presente no GITE, ele é considerado isento de prescrição. Nesse livro abordaremos os principais grupos terapêuticos por meio das doenças mais prevalentes, ensinaremos para que eles servem e como deve ser o seu uso.

E é por tudo o que foi dito acima que a automedicação responsável entra no conceito de "autocuidado". O autocuidado é definido pela Organização Mundial da Saúde (OMS) como "a forma da população estabelecer e manter a própria saúde, prevenir e lidar com a doença" (ABIMIP, 2016; OMS, 2016). Esse conceito envolve não somente a automedicação responsável, mas também a higiene pessoal, a boa nutrição, estilo de vida saudável e fatores socioeconômicos. E é isso que queremos aqui, que você melhore um dos aspectos do seu autocuidado.

Conceitos Básicos

Nesse capítulo foram apresentados vários conceitos que talvez você tenha visto pela primeira vez, para facilitar o seu aprendizado e para te ajudar em consultas futuras, que tal fazer um resumo de todos eles?

- **Automedicação:** "a automedicação é a utilização de medicamentos por conta própria ou por indicação de pessoas não habilitadas, para tratamento de doenças cujos sintomas são "percebidos" pelo usuário, sem a avaliação prévia de um profissional de saúde" (ANVISA, 2016).

- **Automedicação Responsável:** "a prática dos cidadãos em tratar seus próprios sintomas e males menores com medicamentos aprovados pelas autoridades sanitárias e disponíveis sem a prescrição ou receita médica devido à sua segurança e eficácia, quando consumidos segundo as instruções" (OMS, 2016).

- **Autoprescrição:** uso de medicamentos tarjados sem prescrição médica.

- **Medicamentos Isentos de Prescrição (MIP):** "medicamentos aprovados pelas autoridades sanitárias para tratar sintomas e males menores, disponíveis sem a prescrição ou receita médica devido à sua segurança e eficácia, quando consumidos segundo as instruções" (OMS, 2016).

- **Autocuidado:** "a forma da população estabelecer e manter a própria saúde, prevenir e lidar com a doença" (OMS, 2016).

REFERÊNCIAS

AAFP - AmÉrican Academy of Family Physicians. Getting the Most from Your OTC Medicine, 2013. Disponível em: <https://familydoctor.org/getting-the-most-from-your-otc-medicine/?adfree=true/>. Acesso em: 17 de jul. 2016.

ABIMIP - Associação Brasileira da Indústria de Medicamentos Isentos de Prescrição. Perguntas e Respostas. Disponível em:

<http://www.abimip.org.br/site/conteudo.php?p=perguntas_e_respostas/>. Acesso em: 16 de jul. 2016.

ANS - AGÊNCIA NACIONAL DE SÚDE SUPLEMENTAR. Dados gerais - Beneficiários de planos privados de saúde, 2016. Disponível em: <http://www.ans.gov.br/perfil-do-setor/dados-gerais/>. Acesso em: 13 de jul. 2016.

ANVISA - Agência Nacional de Vigilância Sanitária. O que é automedicação, 2016. Disponível em: < http://www.anvisa.gov.br/propaganda/folder/uso_indiscriminado.pdf/>. Acesso em: 13 de jul. 2016.

BRASIL, Ministério da Saúde. Agência Nacional de Vigilância Sanitária, Resolução de Diretoria Colegiada n° 138, de 29 de maio 2003, dispões sobre o enquadramento na categoria de venda de medicamentos. *Diário Oficial da União*. 2.6.2003.

FAMERP - Faculdade de Medicina de São José do Rio Preto. O que é automedicação? **Projeto internet e saúde (PROJIS).** Disponível em: <http://www.famerp.br/projis/grp02/index.html/>. Acesso em: 17 de jul. 2016.

MedlinePus. Over-the-Couter Medicines. **National Institutes of Health. U.S. National Library of Medicine**, 2016. Disponível em: <https://medlineplus.gov/overthecountermedicines.html/>. Acesso em: 17 de jul. 2016.

OMS – Organização Mundial de Saúde. Disponível em: < http://www.who.int/en/>. Acesso em: 16 de jul. 2016.

SAVIO, E. et al. Rinite alérgica: aspectos epidemiológicos, diagnósticos e terapêuticos. **Jornal Brasileiro de Pneumologia**, v. 34, n. 4, p. 230–240, 2008.

SILVA, G. H. T. DA; FAGUNDES, M. J. D. O Que Devemos Saber Sobre Medicamentos. **Agência Nacional de Vigilancia Sanitaria**, p. 34, 2010.

WONG, A. Automedicação e Autoprescrição. **Site Drauzio Varella**, 2011. Disponível em: < https://drauziovarella.com.br/entrevistas-2/automedicacao-e-autoprescricao/>. Acesso em: 17 de jul. 2016.

2. REMÉDIOS E MEDICAMENTOS

Érica Yamashita de Oliveira e Carmen Mayanna Jamur

Todo mundo já ouviu esses dois termos diversas vezes na vida, e podemos dizer que são todos a mesma coisa, não é? Na verdade, não. Popularmente esses termos são usados todos com o mesmo objetivo: falar de algo que cura nossas dores, mas se formos ver a definição de cada uma dessas palavras vamos ver que há alguns detalhes que devem ser levados em consideração.

Quando falamos de **remédios** estamos nos referindo a "todo e qualquer tipo de cuidado utilizado para curar ou aliviar doenças, sintomas, desconforto ou mal-estar" (SILVA; FAGUNDES, 2010). Logo, estamos falando não só de produtos que compramos em farmácias, mas também de exercício físico, boa alimentação, meditação, yoga, uma boa noite de sono, o chá da vovó e até um carinho de mãe. Tudo aquilo que fazemos para nos sentirmos melhor pode ser considerado um remédio.

Já os **medicamentos** "são produtos farmacêuticos, tecnicamente obtidos ou elaborados, com finalidade profilática, curativa, paliativa ou para fins de diagnóstico" (BRASIL, 1973), "sendo produzidos com rigoroso controle técnico para atender às especificações determinadas pela Anvisa" (SILVA; FAGUNDES,

2010). Aqui sim estamos falando dos produtos que compramos na farmácia e que são produzidos pela indústria farmacêutica após vários anos de pesquisa científica. Podendo ter a função de: prevenção, curar alguma doença, aliviar sintomas mesmo que a doença não possa ser curada. Aqui entram o paracetamol, indicado para alívio temporário de dores leves a moderadas ou sou para auxiliar os profissionais da saúde a fazer diagnóstico (como os contrastes utilizados nos exames de imagem como radiografias, tomografias etc). Assim, "todo medicamento é um remédio, mas nem todo remédio é um medicamento". Lembre-se dessa frase para não confundir mais os dois termos.

Outra palavra que também é muito usada é "droga". Droga é uma "substância ou matéria-prima que tenha a finalidade medicamentosa ou sanitária" (BRASIL, 1973). São substâncias que se utilizadas de forma incorreta, podem causar dano, como benzodiazepínicos, composto principal de alguns remédios para dormir. E por esse motivo, exigem indicação médica exclusiva.

Sobre Farmácias e Drogarias

São a mesma coisa? A maioria das pessoas presume que sim. Mas você pode se surpreender com a resposta. Não são não! Para simplificar podemos dizer que existem estabelecimentos que fazem e estabelecimentos que vendem medicamentos e mais alguns deles que podem fazer os dois.

A farmácia é um "estabelecimento de manipulação de fórmulas magistrais e oficinais, de comércio de drogas, medicamentos, insumos farmacêuticos e correlatos, compreendendo o de dispensação e o de atendimento privativo de unidade hospitalar ou de qualquer outra equivalente de assistência médica", ou seja, ela faz e vende medicamentos (BRASIL, 1973).

Já a **drogaria** é um "estabelecimento de dispensação e comércio de drogas, medicamentos, insumos farmacêuticos e correlatos em suas embalagens originais", ou seja, ela só vende os medicamentos (BRASIL, 1973). Outro local que também só faz vendas é a **ervanaria,** "estabelecimento que realize dispensação de plantas medicinais" (BRASIL, 1973).
E a indústria farmacêutica? Essa essencialmente fabrica o medicamento, sem o caráter de estabelecimento comercial.

E agora, vamos falar um pouco sobre o que essencialmente encontramos na composição dos medicamentos:

Fármaco, droga, princípio ativo, composto ativo, substância ativa:

Medicamentos fitoterápicos: produto obtido de matéria-prima ativa vegetal, exceto substâncias isoladas, com finalidade profilática, curativa ou paliativa, incluindo medicamento fitoterápico e produto tradicional fitoterápico, podendo ser simples, quando o ativo é proveniente de uma única espécie vegetal medicinal, ou composto, quando o ativo é proveniente de mais de uma espécie vegetal; (Brasil, 2014)

Medicamentos homeopáticos: É toda forma farmacêutica de dispensação ministrada segundo o princípio da semelhança e/ou da identidade, com finalidade curativa e/ou preventiva. É obtido pela técnica de dinamização (processo de diluições seguidas de sucussões e/ou triturações sucessivas do insumo ativo em insumo inerte adequado) e utilizado para uso interno ou externo. Sendo que o insumo ativo é o ponto de partida para a preparação do medicamento homeopático e insumo inerte é a substância utilizada como veículo ou excipiente; (Farmacopéia Homeopática Brasileira, 2011)

Adjuvantes: São todas as substâncias adicionadas ao produto com a finalidade de melhorar a sua estabilidade ou sua aceitação como forma farmacêutica. Possuem a função de estabilizar e preservar o aspecto e as características físico-químicas da fórmula. Dependendo da formulação, os excipientes podem funcionar como diluentes, desintegrantes, aglutinantes, lubrificantes, conservantes, solventes, edulcorantes, aromatizantes, agentes doadores de viscosidade, veículo, agentes antioxidantes etc. Em geral, os adjuvantes são terapeuticamente inertes, inócuos nas quantidades adicionadas e não devem prejudicar a eficácia terapêutica do medicamento. (Farmacopéia Homeopática Brasileira, 2005)

Tipos de medicamentos

Similar: aquele que contém o mesmo ou os mesmos princípios ativos, que apresenta a mesma concentração, forma farmacêutica, via de administração, posologia e indicação terapêutica e que é equivalente ao medicamento registrado no órgão federal responsável pela vigilância sanitária, podendo diferir somente em características relativas ao tamanho e forma do produto, prazo de validade, veículos, comprovada a sua eficácia, segurança e qualidade, devendo sempre ser identificado por nome comercial ou marca; (BRASIL, 1976)

Genérico: medicamento similar a um produto de referência ou inovador, que se pretende ser com este intercambiável, geralmente produzido após a expiração ou renúncia da proteção patentária ou de outros direitos de exclusividade, comprovada a sua eficácia, segurança e qualidade, e designado pela DCB ou, na sua ausência, pela DCI; (BRASIL, 1976)

Referência: produto inovador registrado no órgão federal responsável pela vigilância sanitária e comercializado no País, cuja eficácia, segurança e qualidade foram comprovadas cientificamente junto ao órgão federal competente, por ocasião do registro. (BRASIL, 1976)

Tarja amarela/vermelha/preta

Sem Tarja: medicamento de dispensação livre da apresentação de prescrição médica, medicamentos de venda livre, OTC (over the counter) - não necessitam de receita médica. (BRASIL, 2003)

Tarja Amarela: medicamentos genéricos – na tarja deve vir escrito um G maiúsculo, além de conter a expressão "Medicamento genérico". Medicamento com as mesmas propriedades e que passa pelos mesmos testes que os medicamentos de referência, porém não possui nome comercial. Pode substituir o medicamento de referência, mas essa troca deve ser feita apenas pelo farmacêutico. (BRASIL, 2003)

Tarja Vermelha: medicamentos de dispensação restrita - adquiridos sob prescrição médica, com receita em papel branco (comum), dividem-se em duas categorias: 1. os controlados – cuja receita vem em duas vias, sendo que uma delas ficará retida na farmácia; 2. os não controlados – com receita em apenas uma via. (BRASIL, 2003)

Tarja Preta: medicamentos de dispensação controlada - adquiridos sob prescrição médica, com receita em papel azul (benzodiazepínicos, barbitúricos) ou amarela (opióides, metilfenidato), são medicamentos que podem causar dependência. (BRASIL, 2003)

Formas farmacêuticas

- Comprimidos, cápsulas, pós e granulados
- Xaropes
- Soluções (gotas, nasais, colírios, bochechos e gargarejos e injetáveis)
- Supositórios, óvulos e cápsulas ginecológicas
- Aerossóis
- Pomadas e suspensões

Por que existem as diferentes formas farmacêuticas?

- Para facilitar a administração.
- Garantir a precisão da dose.
- Proteger a substância durante o percurso pelo organismo.
- Garantir a presença no local de ação.
- Facilitar a ingestão da substância ativa.

Em alguns casos, as formas farmacêuticas servem para facilitar a administração de medicamentos por pacientes de faixas etárias diferentes ou em condições especiais. Para uma criança, por exemplo, é mais fácil engolir gotas em um pouco de água do que engolir um comprimido

Vias de administração

A via de administração é a maneira como o medicamento entra em contato com o organismo, é sua porta de entrada, podendo ser via oral (boca), retal (ânus), parenteral (injetável), dermatológica (pele), nasal (nariz), oftálmica (olhos), sublingual (embaixo da língua), dentre outras. (ANVISA, 2010)

REFERÊNCIAS

ANVISA (Agência Nacional de Vigilância Sanitária) RDC Nº0816 < http://www.anvisa.gov.br/datavisa/fila_bula/frmVisualizarBula.Anexo=4017951 >. Acesso em: 25 de janeiro de 2018. 19:30

ANVISA (Agência Nacional de Vigilância Sanitária) < http://www.anvisa.gov.br/medicamentos/conceito.htm >. Acesso em: 25 de janeiro de 2017. 19:30

ANVISA (Agência Nacional de Vigilância Sanitária) Farmacopéia Homeopática Brasileira <http://portal.anvisa.gov.br/documents/33832/259147/3a_edicao.pdf/cb9d5888-6b7c-447b-be3c-af51aaae7ea8 >. Acesso em: 06 de junho de 2018. 22:30

BRASIL, Lei n°5.991, de 17 de dezembro de 1973, dispõe sobre o Controle Sanitário do Comércio de Drogas, Medicamentos, Insumos Farmacêuticos e Correlatos, e dá outras Providências. *Diário Oficial da União*. 17.12.1973.

BRASIL, Lei n°6.360, de 23 de setembro de 1976, dispõe sobre a vigilância sanitária no Brasil, define e classifica os medicamentos. *Diário Oficial da União*. 14.9.1976.

BRASIL, Lei n°9.787, de 10 de fevereiro de 1999, institui os Medicamentos Genéricos. *Diário Oficial da União*. 12.2.1999.

BRASIL, Ministério da Saúde. Agência Nacional de Vigilância Sanitária, Resolução de Diretoria Colegiada n° 6, de 16 de janeiro de 2003, regulamenta o registro de Medicamentos de Referência. *Diário Oficial da União*. 17.1.2003.

BRASIL, Ministério da Saúde. Agência Nacional de Vigilância Sanitária, Resolução de Diretoria Colegiada n° 138, de 29 de maio 2003, dispões sobre o enquadramento na categoria de venda de medicamentos. *Diário Oficial da União*. 2.6.2003.

BRASIL, Ministério da Saúde. Agência Nacional de Vigilância Sanitária, Resolução de Diretoria Colegiada n° 139, de 29 de maio 2003, regulamenta o registro e isenção de registro de Medicamentos Homeopáticos industrializados. *Diário Oficial da União*. 5.8.2003.

BRASIL, Ministério da Saúde. Agência Nacional de Vigilância Sanitária, Resolução de Diretoria Colegiada n° 135, de 29 de maio 2003, regulamento Técnico para Medicamentos Genéricos. *Diário Oficial da União*. 12.8.2003.

BRASIL, Ministério da Saúde. Agência Nacional de Vigilância Sanitária, Resolução de Diretoria Colegiada n° 133, de 29 de maio 2003, regulamenta o registro de Medicamentos Similares. *Diário Oficial da União*. 19.9.2003.

BRASIL. O que devemos saber sobre medicamentos?. Cartilha da Agência Nacional de Vigilância Sanitária (Anvisa). São Paulo: 2010, 104p.

BRASIL, Ministério da Saúde. Agência Nacional de Vigilância Sanitária, Resolução de Diretoria Colegiada n° 26, de 13 de maio de 2014, dispões sobre o registro de medicamentos fitoterápicos. *Diário Oficial da União*. 13.5.2014.

PEREIRA, S.A., 2005. Formulário nacional: farmacopéia brasileira. In Formulário nacional: farmacopéia brasileira.

SILVA, G. H. T. DA; FAGUNDES, M. J. D. O Que Devemos Saber Sobre Medicamentos. Agência Nacional de Vigilancia Sanitaria, p. 34, 2010.

3. A PROPAGANDA E A AUTOMEDICAÇÃO

Carmen Mayanna Jamur

A ANVISA divulgou um relatório completo com os dados de comercialização de remédios em todo o país durante o ano de 2016. No total, foram vendidos 4 bilhões de medicamentos, com um faturamento total de 63 bilhões de reais. E existe muita coisa relacionada a esse faturamento astronômico, além da necessidade real, é claro. Coisa como modismos, facilidade na compra, dificuldade de acesso a consultas médicas e... propaganda.

Para o consumidor leigo, no desejo de adquirir saúde, o medicamento seria a possibilidade mágica que a Ciência, através da Tecnologia, disponibiliza e representa a saúde em pequenos frascos e/ou alguns comprimidos (Richetti, 2008; Richetti e Pinho-Alves, 2009a).

Pensar em remédios como algo comercializável e desejável é algo um tanto impalpável para alguns. Entretanto, para entender essa idéia e a representação de medicamentos como algo quase "mágico" vamos dar uma volta aos idos de 1912, vamos conhecer o "Vibrador Veedee".

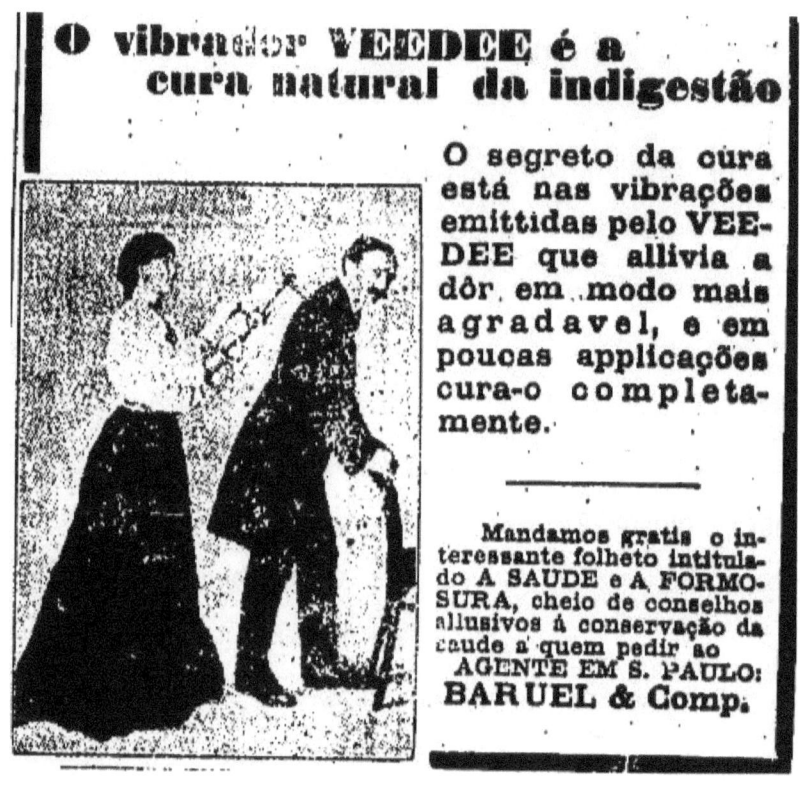

Fonte: Jornal A Província do Pará, publicado em 10 de janeiro de 1911 (BIBLIOTECA PÚBLICA ARTHUR VIANNA, 2006-2009).

Repare que existe uma promessa muito sedutora, a cura completa. Mas não fornece muitas informações sobre como usar, qual o efeito específico ou mesmo porque usar. Hoje em dia parece absurdo, mas na época foi muito famoso. Vamos a outra propaganda de cunho "diferente", dessa vez pelos idos de 1800:

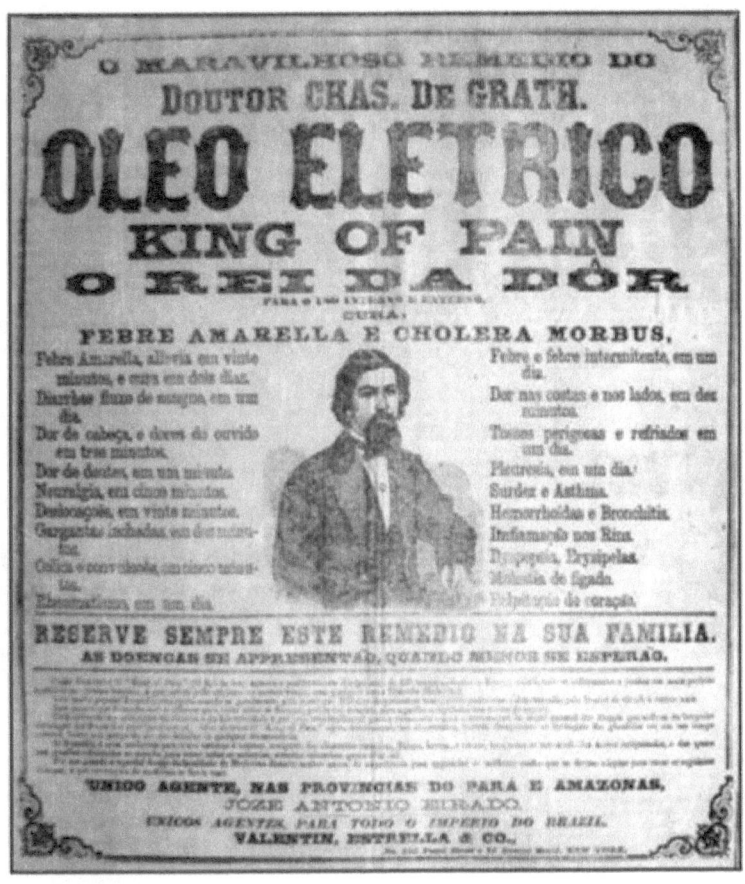

Fonte: Jornal O Liberal do Pará, publicado em 14 de julho de 1870 (BIBLIOTECA PÚBLICA ARTHUR VIANNA, 2006-2009).

Qual seria a composição de um remédio que promete sumir com febre amarela e cólera? Hoje sabemos que é impossível apenas um medicamento realizar esse feito, entretanto na época era amplamente difundido por sua propaganda, com base no medo que as pessoas tinham dessas doenças na época. Na propaganda, não existe nem mesmo uma referência a um possível composto ativo. Já nesta aqui ele está bem explícito, entretanto...

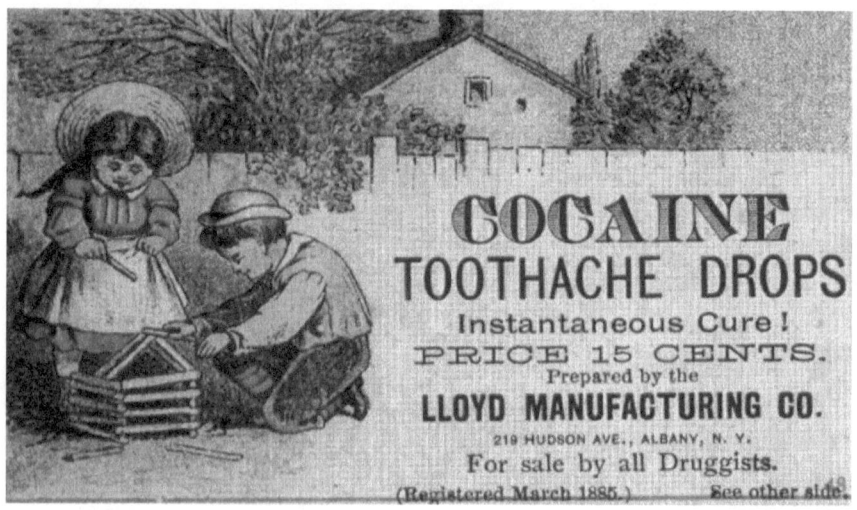

Imagem disponível em: http://www.dailymail.co.uk/news/article-2103400/Cocaine-toothache-The-outrageous-adverts-allowed-now.html

Por último, esta propaganda estrangeira de 1885. A promessa exibida é o uso de pastilhas de cocaína para cura instantânea de dores de dente. Sabemos o composto, entretanto qual sua aplicabilidade? Existem efeitos adversos?

Deixando de lado as curiosidades históricas, entendemos a partir daí uma necessidade de uma legislação rígida e abrangente a respeito da propaganda medicamentosa.

Portanto, é oportuno destacar a influência da propaganda de medicamentos, que intensifica o discurso de vender saúde na forma de comprimidos e xaropes.

Os medicamentos não são bens de consumo comuns, e sim, bens de saúde, por isso atualmente sua propaganda está sujeita a bem regras específicas.

Para o público em geral, só é permitida a publicidade de medicamentos de venda isenta de prescrição médica, ou seja, propagandas de medicamentos que não possuem tarja vermelha ou preta em suas embalagens.Os medicamentos que exigem prescrição médica (tarja vermelha ou pretas) só podem ser anunciados aos profissionais de saúde que podem receitar (médicos ou dentistas) ou dispensar (farmacêuticos) medicamentos. (ANVISA)

Assim, devemos prestar atenção aos seguintes itens. Que devem estar obrigatoriamente em todas as propagandas que se referem a medicamentos.

A propaganda de medicamentos sem tarja deve apresentar obrigatoriamente

- O nome comercial do medicamento;
- O nome da substância ativa;
- O número do registro na Anvisa ou no caso dos medicamentos de notificação simplificada, a seguinte frase: "Medicamento de notificação simplificada RDC Anvisa º...../2006. AFE nº:............";
- A indicação do medicamento;
- A advertência obrigatória por Lei: "SE PERSISTIREM OS SINTOMAS, O MÉDICO DEVERÁ SER CONSULTADO".

- Uma das três advertências adicionais, conforme substância ativa ou efeito indicado na bula registrada na Anvisa

1ª) advertência se medicamento apresenta efeito de sedação/sonolência "(Nome comercial do produto) É UM MEDICAMENTO. DURANTE SEU USO, NÃO DIRIJA VEÍCULOS OU OPERE MÁQUINAS, POIS SUA AGILIDADE E ATENÇÃO PODEM ESTAR PREJUDICADAS";

2ª) advertência relacionada à substância ativa do medicamento (de acordo com o Anexo III da RDC nº 96/2008). Ex.: "CÂNFORA: NÃO USE ESTE MEDICAMENTO EM CRIANÇAS MENORES DE DOIS ANOS DE IDADE."

3ª) advertência padrão: "(nome comercial do medicamento ou, no caso dos medicamentos genéricos, a substância ativa) É UM MEDICAMENTO. SEU USO PODE TRAZER RISCOS. PROCURE O MÉDICO E O FARMACÊUTICO. LEIA A BULA

PS: Essa parte foi retirada na íntegra da legislação da Anvisa. Pode confiar.

REFERÊNCIAS

ANVISA (Agência Nacional de Vigilância Sanitária) < http://www.anvisa.gov.br/medicamentos>. Acesso em: 25 de janeiro de 2017. 08:00

Richetti, G.P. and de Pinho Alves Filho, J., 2014. Automedicação no Ensino de Química: uma proposta interdisciplinar para o Ensino Médio. Educación Química, 25, pp.203-209.

Platero, A.L., 2018. Salud, sexo y electricidad: Los inicios de la publicidad de masas (Vol. 300). Ediciones de la Universidad de Castilla La Mancha.

Santos, L.C.S.D., 2010. publiCIDADE belle époque: A mídia impressa nos periódicos da cidade de Belém entre 1870-1912.

4. DR. GOOGLE VS MÉDICOS E FARMACÊUTICOS
Carmen Mayanna Jamur

"Estou só com uma dorzinha de cabeça, quero um remédio, mas estou com preguiça de ir ao médico".

"Essa manchinha na pele está crescendo, vou dar uma olhadinha no google para ver o que é"

"Vizinha, lembra daquele remedinho que você me disse, que ajudou com a tosse do seu filho? Será que você não tem aí ainda?

E quantas mais situações parecidas com essa visitamos no dia-a-dia, não? São comportamentos comuns e não ao todo proibitivos. Entretanto, temos que entender que representa sim algum risco a saúde.

Diariamente, nosso sistema imunológico trava batalhas para defender o nosso corpo de vírus, bactérias e outros agentes nocivos. Eventualmente, uma batalha é perdida. Aí o organismo começa outra batalha para expulsar o invasor. Os sinais dessa luta podem aparecer como dor de cabeça, cansaço, febre, diarreia e por aí vai.

Pesquisar sobre tais sintomas na internet podem significar horas de preocupação muitas vezes inválida. A quantidade de informações que vemos sobre sintomas não específicos podem levar a diversos diagnósticos diferentes, em tratando geralmente de doenças muito mais graves do que geralmente são. Ou pode acontecer o contrário, tratar como insignificante um problema potencialmente sério.

Repare que todo site sério sobre informação de saúde ressalva de alguma forma a importância de consultar um médico sobre seus sintomas, não substituindo uma consulta médica. Suponha uma dor de garganta. Você faz uma pesquisa na internet, descobre que o problema pode ser uma infecção bacteriana e decide tratá-lo com antibiótico. Só que a dor de garganta também pode ter origem viral ou ser sintoma de um quadro alérgico. Nessas circunstâncias, o antibiótico não tem efeito benéfico, pelo contrário: pode causar problemas por conta de efeitos colaterais ou de reações alérgicas inesperadas. Ou até mesmo resistência bacteriana.

Diante de tudo isso, pesquisar na internet sobre sintomas e condições médicas é claramente uma coisa ruim, certo? Não. Precisamos entender apenas que páginas com temática médica servem para INFORMAÇÃO, não para diagnósticos. A consulta médica ainda é fundamental para uma boa evolução do seu quadro. Nesse sentido, a internet pode inclusive assumir o importante papel de divulgar informações preventivas e a necessidade de fazermos determinados tipos de exames regularmente, por exemplo.

A Importância do Farmacêutico

Você se conhece. Já teve aquela rinite muitas vezes, mas o remédio atual não está ajudando muito. Ou está com algum sintoma leve e incômodo, mas não sabe o que fazer e nem mesmo se precisa enfrentar horas de espera para uma consulta médica.

Sua resposta é a farmácia mais próxima. O farmacêutico pode me dizer o que fazer. E isso é verdade. A prescrição farmacêutica é regulamentada regulamentada pela Resolução 586, do Conselho Federal de Farmácia (CFF), de 29 de agosto de 2013. É o ato pelo qual o farmacêutico seleciona e documenta terapias farmacológicas e não farmacológicas, e outras intervenções relativas ao cuidado à saúde do paciente, visando à promoção, proteção e recuperação da saúde, e à prevenção de doenças e de outros problemas de saúde.

Um pouquinho da lei em si:

Parágrafo único - A prescrição farmacêutica de que trata o caput deste artigo constitui uma atribuição clínica do farmacêutico e deverá ser realizada com base nas necessidades de saúde do paciente, nas melhores evidências científicas, em princípios éticos e em conformidade com as políticas de saúde vigentes.

Ou seja, farmacêutico poderá realizar a prescrição de medicamentos e outros produtos com finalidade terapêutica, cuja dispensação não exija prescrição médica, incluindo medicamentos industrializados e preparações magistrais - alopáticos ou dinamizados -, plantas medicinais, drogas vegetais e outras categorias ou relações de medicamentos que venham a ser aprovadas pelo órgão sanitário federal para prescrição do farmacêutico.

Resumindo? O farmacêutico pode te ajudar a escolher um remédio adequado ou uma terapêutica eficiente, além de indicar a real necessidade de consulta médica, caso você precise.

Recapitulando?

**SE PERSISTIREM OS SINTOMAS
O MÉDICO DEVERÁ SER CONSULTADO**

REFERÊNCIAS

de Farmácia, C.F., 2013. Resolução nº 586, de 29 de agosto de 2013. Regula a prescrição farmacêutica e dá outras providências [Internet]. Brasília: Conselho Federal de Farmácia.

5. AI, DOUTOR!

Herbert Arlindo Trebien, Érica Yamashita de Oliveira e Carmen Mayanna Jamur

De médico e de louco todo mundo tem um pouco. Por isso, a maioria das pessoas não hesita em usar o remédio alheio para tratar um problema de saúde. Na teoria, a intenção é combater sintomas ou doenças. Na prática, pode ser um grande risco. Embora todo medicamento seja formulado para trazer benefícios, cada organismo é único e, muitas vezes, reage de maneira inesperada. Somente um profissional habilitado capaz de avaliar e indicar a melhor forma de tratamento.

Escolhemos alguns sintomas amplamente referenciados pela população, mas que nem sempre sabemos exatamente o que é ou como aliviar o incômodo. Portanto, nossa intenção aqui é mostrar um pouquinho de cada. Um pouquinho de sintoma e um pouquinho do seu tratamento adequado. Ressaltamos novamente que a intenção é apenas informação, não diagnóstico.

Acompanhe a sequência!

O que é?

Qual remédio usar?

Porque o remédio funciona?

Como devo usar esse remédio?

Quais são os eventos adversos mais comuns?

Aftas

Carmen Mayanna Jamur

O que é? Aftas são pequenas lesões geralmente muito dolorosas que aparecem como úlceras localizadas, rasas, ovais com base acinzentada, ás vezes amareladas (FRAIHA, 2002). A estomatite aftosa recorrente (EAR) é a causa mais comum de úlceras bucais (SHIP, 1996). Não causam maiores problemas, além de desconforto. Alguns fatores podem aumentar a incidência, como tendência familiar, trauma, fatores hormonais e estresse emocional (AKINTOYE, 2005) e alguns alimentos como glúten, ácidos e corantes (FRAIHA, 2002). As deficiências vitamínicas e minerais também podem ser causa de aftas orais recorrentes, particularmente a deficiência de vitamina B12, assim como as primeiras semanas após a interrupção do tabagismo com EAR (MARAKOGLU, 2007). Existe uma forma doença mais grave e mais rara, com lesões maiores (> 5 mm) que pode durar seis semanas (ZATERCA, 2011). O lauril sulfato de sódio, composto que pode estar em pasta de dente, pode prolongar o tempo de cura da úlcera (SHIM, 2012). Algumas pessoas têm apenas dois ou quatro surtos por ano, enquanto outros podem ter erupções quase contínuas. As aftas ocorrem mais comumente na infância e adolescência e tornam-se menos frequentes na idade adulta.

Algumas pessoas que tenham o costume de deitar pouco tempo depois da última refeição, podem apresentar aftas recorrentes. Este fato provavelmente está relacionado a algum grau de refluxo gastroesofágico, que leva ao aumento da acidez da cavidade oral (ZATERCA, 2011).

Qual remédio usar? Basicamente não existe um remédio que "suma" com a lesão de imediato. O mais comum é aliviar a dor com agentes como o triancinolona acetonida e analgésicos tópicos e seu início precoce do tratamento pode resultar em cicatrização mais rápida (LIU, 2012). Outras alternativas aceitáveis são reduzir contato da área afetada com objetos que possam causar atrito (para quem usa aparelhos ortodônticos) pelo uso de ceras de abelha. Própolis e extrato de alcaçuz também mostram eficácia na sua redução (COSTA, 2013). Além disso, aftas comuns apresentam auto-resolução em cerca de 10 a 14 dias (FRAIHA, 2002).

Porque o remédio funciona? São analgésicos (retiram a dor) e antiinflamatórios. São paliativos, até que a afta se resolva naturalmente.

Como devo usar esse remédio? No caso do triancinolona acetonida, basta aplicar à úlcera cobrindo-a bem, sendo aplicado preferencialmente a noite, para aumentar o contato (ANVISA).

Quais são os eventos adversos mais comuns? A administração prolongada do produto pode conduzir a reações adversas como supressão adrenal, alteração do metabolismo de glicose, ativações da úlcera péptica e outras. Essas são usualmente reversíveis e desaparecem quando o remédio é descontinuado (ANVISA).

Curiosidades

A triancinolona acetonida não é um medicamento de venda livre (ANVISA).

Apesar de benigna na imensa maioria dos casos, a afta pode ser uma manifestação de doenças sistêmicas ou pode ser confundida com lesões graves, como neoplasias da cavidade oral. Caso seja altamente recorrente e de grandes proporções, deve-se consultar um médico.

Referências:

Fraiha PM, Bittencourt PG, Celestino LR. Recorrent aphthous stomatitis: bibliografic review. Revista Brasileira de Otorrinolaringologia. 2002 Aug;68(4):571-8.

Ship, Jonathan A. "Recurrent aphthous stomatitis: an update." Oral Surgery, Oral Medicine, Oral Pathology, Oral Radiology, and Endodontology 81.2 (1996): 141-147.

Akintoye, Sunday O., and Martin S. Greenberg. "Recurrent aphthous stomatitis." Dental Clinics 49.1 (2005): 31-47.

Marakoğlu, Kamile, et al. "The recurrent aphthous stomatitis frequency in the smoking cessation people." Clinical oral investigations 11.2 (2007): 149-153.

Bratel, John, and Magnus Hakeberg. "Anamnestic findings from patients with recurrent aphthous stomatitis." Swedish dental journal 38.3 (2014): 143-149.

Shim, Y. J., et al. "Effect of sodium lauryl sulfate on recurrent aphthous stomatitis: a randomized controlled clinical trial." Oral diseases 18.7 (2012): 655-660.

Liu, Chuanxia, et al. "Efficacy and safety of dexamethasone ointment on recurrent aphthous ulceration." The AmÉrican journal of medicine 125.3 (2012): 292-301.

Özler, Gül Soylu. "Silver nitrate cauterization: a treatment option for aphthous stomatitis." Journal of Cranio-Maxillofacial Surgery 42.5 (2014): e281-e283.

Alidaee, M. R., et al. "Silver nitrate cautery in aphthous stomatitis: a randomized controlled trial." British Journal of Dermatology 153.3 (2005): 521-525.

Rhodus, Nelson L., and Janna Bereuter. "An evaluation of a chemical cautery agent and an anti-inflammatory ointment for the treatment of recurrent aphthous stomatitis: a pilot study." QUINTESSENCE INTERNATIONAL-ENGLISH EDITION- 29 (1998): 769-774.

Zaterka, Schlioma, and J. N. Eisig. "Tratado de gastroenterologia: da graduação à pósgraduação." São Paulo: Atheneu (2011).

Costa GB, Castro JF. Etiologia e tratamento da estomatite aftosa recorrente-revisão de literatura. Medicina (Ribeirao Preto. Online). 2013 Mar 30;46(1):1-7.

ANVISA (Agência Nacional de Vigilância Sanitária) RDC Nº0816 < http://www.anvisa.gov.br/datavisa/fila_bula/frmVisualizarBula.Anexo=4017951 >. Acesso em: 30 de janeiro de 2018. 00:30

Azia

Bruna Fernanda Battistuzzi Barbosa

O que é?

Azia é aquela sensação de queimação que começa no estômago e pode irradiar para o peito, garganta e pescoço. A azia ocorre quando o conteúdo ácido do estômago (responsável pela digestão dos alimentos que ingerimos) volta para o esôfago, que não possui a mesma camada de proteção que o estômago. Esse retorno do conteúdo ácido costuma ocorrer quando há falha no fechamento do esfíncter esofágico inferior, uma espécie de válvula que deve se abrir para que o alimento vá do esôfago para o estômago e, logo em seguida, se fechar. Os sintomas costumam ser piores logo após as refeições e quando a pessoa deita ou se inclina.

Alguns alimentos podem favorecer o aparecimento dos sintomas de azia, como: bebidas alcoólicas, chocolate, café, alimentos gordurosos, refrigerantes, pimenta, entre outros (NATIONAL HEALTH SERVICE (NHS) UK, 2017). Manter uma dieta balanceada, comer em menores quantidades e com intervalos de tempo menores podem aliviar os sintomas.

A azia também pode ser causada pelo uso de alguns medicamentos, como anti-inflamatórios não esteroidais, por quadros de estresse e ansiedade, além de doenças como hérnia de hiato e doença do refluxo gastroesofágico (NATIONAL HEALTH SERVICE (NHS) UK, 2017).

Graus leves de refluxo podem ser fisiológicos, ou seja, fazem parte do funcionamento normal do nosso corpo. Esses casos geralmente ocorrem após a refeição, tem curta duração, não acarretam sintomas e raramente ocorrem durante o sono (UPTODATE, 2017). Contudo, deve-se procurar um médico nos casos onde a mudança do estilo de vida não tenha resultado em melhora do quadro, quando os sintomas ocorrem mais de 2 vezes na semana ou quando houver perda de peso.

Qual remédio usar?

Os antiácidos são os medicamentos de venda livre mais comumente utilizados com a finalidade de aliviar os sintomas da azia. A Agência Nacional de Vigilância Sanitária (ANVISA) permite ainda o uso de antieméticos, eupépticos e enzimas digestivas para alivio dos sintomas de azia. Está contraindicado o uso sem prescrição de, por exemplo, medicamentos da classe dos inibidores da bomba de prótons, como o omeprazol.

Porque o remédio funciona?

Os antiácidos agem elevando o pH gástrico e, com isso,

neutralizam diretamente o ácido, que também tem o efeito de inibir a atividade das enzimas pépticas (RANG & DALE, 2012). Os antiácidos são <u>bases fracas</u> e a maioria deles possui um dos seguintes componentes: <u>sais</u> de <u>magnésio</u>, sais de <u>alumínio</u>, bicarbonato de sódio ou <u>carbonato de cálcio</u> (INFOESCOLA, 2012). Por agirem de forma neutralizadora, os antiácidos têm uma ação rápida e seu efeito pode durar desde alguns minutos até algumas horas.

Como agem no pH gástrico, eles podem interagir com diversos medicamentos. O uso prolongado de antiácidos não é recomendado.

Como devo usar esse remédio?

Devido à grande variedade de antiácidos disponíveis, deve-se verificar as recomendações de uso na embalagem do produto. De forma geral, seu uso é recomendado após as refeições ou quando iniciarem os sintomas de azia.

Gestantes, lactantes e crianças menores de 12 anos só devem fazer uso de antiácidos por orientação médica. O uso é contraindicado em pessoas portadoras de doença hepática, doença renal, insuficiência cardíaca e dietas que necessitam de restrição de sódio (NATIONAL HEALTH SERVICE (NHS) UK, 2017).

Quais são os eventos adversos mais comuns?

Alguns dos possíveis efeitos adversos dos antiácidos incluem: alteração do ritmo intestinal resultando em diarreia ou constipação, flatulência, vômitos, fraqueza muscular, entre outros (MEDLINE PLUS, 2018). O uso prolongado de antiácidos pode causar má absorção de nutrientes e gastrite.

Curiosidades:

Fumantes produzem mais ácido gástrico que o necessário, porque o cigarro ativa áreas do cérebro que também são estimuladas durante a refeição, podendo resultar em relaxamento do esfíncter esofágico e azia (ENDERS, 2015). Parar de fumar, muitas vezes, alivia os sintomas de azia.

Os hormônios da gestação também podem resultar em um relaxamento mais frouxo do esfíncter esofágico inferior que, somado a pressão exercida pelo útero, também podem levar ao retorno do conteúdo ácido (ENDERS, 2015).

Referências:

UPTODATE. **Clinical manifestations and diagnosis of gastroesophageal reflux in adults.** 2017. Disponível em: <https://www.uptodate.com/contents/clinical-manifestations-and-diagnosis-of-gastroesophageal-reflux-in-adults>. Acesso em: 20 dez. 2017.

NATIONAL HEALTH SERVICE (NHS) UK (United Kingdom). **Heartburn and acid reflux.** 2017. Disponível em: <https://www.nhs.uk/conditions/heartburn-and-acid-reflux/>. Acesso em: 20 dez. 2017.

RANG, H. P.; DALE, M. M.. **Farmacologia.** 7. ed. Rio de Janeiro: Elsevier, 2012.

INFOESCOLA (Brasil). **Antiácidos.** 2012. Disponível em: <https://www.infoescola.com/farmacologia/antiacidos/>. Acesso em: 12 fev. 2018.

MEDLINE PLUS. U.S. National Library Of Medicine. **Aluminum Hydroxide and Magnesium Hydroxide.** 2018. Disponível em: <https://medlineplus.gov/druginfo/meds/a601013.html>. Acesso em: 12 fev. 2018.

ENDERS, Giulia. **O discreto charme do intestino:** Tudo sobre um órgão maravilhoso. São Paulo: Wmf Martins Fontes, 2015. Tradução de Karina Jannini.

Cólica Menstrual

Bruna Fernanda Battistuzzi Barbosa

O que é?

A cólica menstrual é cientificamente chamada de dismenorreia, e pode vir acompanhada de outros sintomas, como: náusea, vômito, diarreia, fadiga, dor de cabeça e uma sensação de mal-estar geral (UPTODATE, 2017).

Existem dois tipos de cólica menstrual: a dismenorreia primária e a secundária. Segundo a Associação de Obstetrícia e Ginecologia do Estado de São Paulo - SOGESP (2018), em 80% dos casos a cólica menstrual está associada à dismenorreia primária e se manifesta de um a dois anos após a primeira menstruação (menarca). Já a dismenorreia secundária ocorre, em geral, associada a algum distúrbio nos órgãos reprodutivos femininos (ovários, anexos uterinos ou no próprio útero) e as principais condições que podem dar origem à dismenorreia secundária são: endometriose, miomas uterinos e doença inflamatória pélvica (SOGESP, 2018). Nesses casos é indispensável o acompanhamento médico para diagnóstico e tratamento corretos.

Na dismenorreia primária a dor começa um a dois dias antes ou com o início do sangramento menstrual e diminui gradualmente durante 12 a 72 horas (UPTODATE, 2017). A dor é provocada pelo aumento da produção de prostaglandinas pela camada que reveste o útero (endométrio), provocando fortes contrações uterinas que, por sua vez, comprimem os vasos sanguíneos cortando temporariamente o suprimento sanguíneo uterino, causando mais dor (NATIONAL HEALTH SERVICE (NHS) UK, 2018).

As prostaglandinas são substâncias hormonais produzidas a partir do estímulo da progesterona, o hormônio que predomina na segunda fase do ciclo reprodutivo feminino, depois que ocorre a ovulação (SOGESP, 2018).

Qual remédio usar?

Os anti-inflamatórios não esteroidais (AINEs) são a classe de medicamentos de venda livre mais utilizados para tratar a cólica mentrual. Alguns exemplos de medicamentos dessa classe são: ibuprofeno, ácido mefenâmico e acetaminofeno. Aproximadamente 70 a 90% das pacientes tem alívio efetivo da dor com o uso de AINEs (UPTODATE, 2017).

Além disso, a ANVISA autoriza o uso de antiespasmódicos

como medicamentos de venda livre para os sintomas de cólica menstrual. Como exemplo podemos citar o cloridrato de papaverina e o butilbrometo de escopolamina.

Nos casos onde a dor é muito intensa ou não passa com o uso de medicamentos comuns, o médico ginecologista deve ser procurado. Lembre-se que tais medicamentos apenas aliviam os sintomas, não curam possíveis causas da dor.

Porque o remédio funciona?

Os anti-inflamatórios não esteroidais tem ação farmacológica primária relacionada com a inibição da enzima COX, inibindo assim a produção das prostaglandinas (RANG & DALE, 2012).

Já os antiespasmódicos agem relaxando a musculatura uterina, devido a sua ação anticolinérgica (RANG & DALE, 2012).

Como devo usar esse remédio?

Os AINEs devem ser tomados um pouco antes ou no início das cólicas menstruais e ser repetido em intervalos de seis a oito horas, para evitar a formação de mais prostaglandinas (SOGESP, 2018).

Ibuprofeno e demais AINEs em geral são contraindicados para pessoas que possuem asma, úlcera ou outros problemas no estômago, problemas hepáticos ou renais (NATIONAL HEALTH SERVICE (NHS) UK, 2018). Nesses casos o uso deve ser feito apenas com prescrição médica.

Os antiespasmódicos são encontrados tanto em gotas como comprimido, e o uso deve ser iniciado quando os sintomas de dor começarem. A dose máxima do medicamento estará indicada na bula.

Uma das contraindicações dos antiespasmódicos é em pacientes portadores de Glaucoma de Ângulo Fechado. Outras condições, como hipertrofia prostática, também podem ser contraindicação ao uso, por isso sempre verifique na bula as contraindicações e em caso de dúvidas procure o médico antes de utilizar o medicamento.

Quais são os eventos adversos mais comuns?

Os efeitos adversos mais comuns dos AINEs são: diarreia, náusea, vômito, urticária, elevação da pressão arterial, hemorragias e úlceras gástricas (RANG & DALE, 2012).

Já no caso dos antiespasmódicos, os efeitos colaterais costumam ser: retenção urinária, boca seca, visão turva e sedação (RANG & DALE, 2012).

Curiosidades

Algumas medidas não farmacológicas podem ajudar a reduzir o desconforto causado pelas cólicas menstruais como, por exemplo: utilizar bolsas de água quente sobre o abdômen, tomar banho quente, manter uma prática regular de atividades físicas, massagens e técnicas de relaxamento (NATIONAL HEALTH SERVICE (NHS) UK, 2018).

Referências:

UPTODATE. **Primary dysmenorrhea in adult women: Clinical features and diagnosis.** 2017. Disponível em: <https://www.uptodate.com/contents/primary-dysmenorrhea-in-adult-women-clinical-features-and-diagnosis>. Acesso em: 20 dez. 2017.

SOGESP (São Paulo). Associação de Obstetrícia e Ginecologia do Estado de São Paulo. **O que é dismenorréia e o que fazer para enfrentar os sintomas doloridos.** 2018. Disponível em: <https://www.sogesp.com.br/canal-saude-mulher/guia-de-

saude-e-bem-estar/o-que-e-dismenorreia-e-o-que-fazer-para-enfrentar-os-sintomas-doloridos>. Acesso em: 12 fev. 2018.

NATIONAL HEALTH SERVICE (NHS) UK (United Kingdom). **Period pain.** 2018. Disponível em: < https://www.nhs.uk/conditions/period-pain/>. Acesso em: 12 fev. 2018.

UPTODATE. **Primary dysmenorrhea in adolescents.** 2017. Disponível em: < https://www.uptodate.com/contents/primary-dysmenorrhea-in-adolescents>. Acesso em: 20 dez. 2017.

RANG, H. P.; DALE, M. M.. **Farmacologia.** 7. ed. Rio de Janeiro: Elsevier, 2012.

AMÉRICAN COLLEGE OF OBSTETRICIANS AND GYNECOLOGISTS (ACOG) (Washington, DC). **Dysmenorrhea: Painful Periods.** 2015. Disponível em: < https://www.acog.org/Patients/FAQs/Dysmenorrhea-Painful-Periods>. Acesso em: 13 fev. 2018.

Náusea e vômito

Ana Carolina Barcellos

O que é?

Lembre-se da última vez que comeu algum alimento que não lhe fez bem. Você pode ter experimentado sintomas como náuseas e vômitos. Náusea é a sensação desagradável da necessidade de vomitar, habitualmente acompanhada de sintomas autonômicos, como o "suar frio", aumento da produção de saliva, refluxo do conteúdo do estômago para a boca, dentre outros. É a primeira fase da êmese, onde o estômago relaxa e há inibição da secreção de ácido gástrico. Nessa fase a pressão intratorácica diminui, e a abdominal aumenta. Vômito, ou êmese, é a fase seguinte à náusea, caracterizado pela expulsão rápida e forçada do conteúdo gástrico através da boca, causada por uma contração forte e sustentada da musculatura da parede torácica e abdominal (MORROW; ROSENTHAL, 1996, p.4-7). No entanto, esses sintomas não estão obrigatoriamente associados. O vômito pode ocorrer sem náuseas. Assim como a náusea nem sempre leva ao vômito.

O processo é desencadeado no Sistema Nervoso Central, no centro do vômito, que se localiza na medula espinhal, próximo ao piso do quarto ventrículo do cérebro. Ele age como via comum no processamento de diferentes estímulos aferentes, que chegam ao sistema nervoso central vindos das vísceras gastrointestinais, do sistema vestibular, e de outros receptores do sistema nervoso central, desencadeando uma série de mecanismos dependentes de neurotransmissores, promovendo por fim o vômito (DETTINO, 2011, p.5).

É muito comum que estes sintomas sejam causados por infecções gastrointestinais, as gastroenterites, que geralmente duram um ou dois dias e podem ser tratadas em casa caso os sintomas não piorem. Outra causa comum destes sintomas é a movimentação de veículos de transporte durante viagens, que sensibiliza o sistema vestibular do sistema nervoso central em alguns viajantes, gerando náuseas e vômitos. No entanto, náuseas e vômitos são sintomas que podem acontecer em inúmeros quadros clínicos. Alguns exemplos são aumento da pressão intracraniana, gravidez, constipação, obstrução gastrointestinal, apendicite, labirintite, meningite, diabetes descompensada, enxaqueca e até mesmo em decorrência do desenvolvimento de tumores. Podem ainda ser desencadeados por situações de ansiedade intensa, dor intensa, ou até mesmo por medicamentos como opióides, antibióticos, esteróides, dentre outros. (SYMPTOM GUIDELINE NAUSEA,2016).

Portanto, é importante lembrar que caso estes sintomas gerem preocupação, sejam persistentes ou piorem é preciso procurar a ajuda de um profissional de saúde. Você deve fazer isso caso esteja vomitando repetidamente por mais de 48h sem melhora, caso não consiga ingerir nenhum líquido sem que haja vômito, caso tenha sinais de desidratação como tontura ou diminuição da frequência e quantidade de urina eliminada, caso haja perda de peso importante desde o início do quadro, ou caso esses sintomas sejam muito frequentes. Ajuda emergencial deve ser procurada caso o quadro seja acompanhado de severa dor abdominal, dor torácica, caso haja sangue no conteúdo expelido, caso haja rigidez de nuca e febre associadas ao quadro, caso haja dor de cabeça muito severa associada, e caso você tenha diabetes e esteja vomitando persistentemente, particularmente se estiver precisando de insulina. Além disso, se houver suspeita de que você ingeriu algo venenoso, também será necessário que procure seu médico rapidamente. (NATIONAL HEALTH SERVICE (NHS) UK, 2017)

Qual remédio usar?
Para alívio dos sintomas podem ser usados antiácidos, antieméticos, eupépticos e enzimas digestivas. Um exemplo é o Dimenidrinato, um medicamento utilizado como anti-emético e anti-vertiginoso, muito utilizado para evitar sintomas durante viagens, mas que também pode tratar outras causas de náuseas e vômitos. Farmacologicamente, pertence a classe dos anti-

histamínicos e inibidores de H1.

Porque o remédio funciona?

O mecanismo de ação do Dimenidrinato ainda não é totalmente esclarecido. Sabe-se que causa depressão do Sistema Nervoso Central, possuindo por isso propriedades de inibição da estimulação vestibular devido ao seu efeito anticolinérgico nos sistemas vestibular e reticular, responsáveis por náuse e vômitos nos quadros clínicos desencadeados pelo movimento. Além disto é anti-emético, anti-histamínico e anestésico local. Sua ação sobre a zona de gatilho quimiorreceptora no Sistema Nervoso Central parece estar envolvida no efeito antiemético, atuando no centro do vômito, núcleo do trato solitário e sistema vestibular. É capaz ainda de competir com receptores de histamina H1 nas células efetoras do trato gastrointestinal, vasos sanguíneoas e sistema respiratório. O Dimenidrinato é um medicamento bem absorvido após administração oral, com inicio de ação após 15 a 30 minutos após ingestão via oral. A duração persiste por 4 a 6 horas, e é um medicamento extensivamente metabolizado no fígado. Sua eliminação é mais rápida em crianças do que em adultos e mais lenta nos casos de insuficiência hepática grave. É excretado no leite materno, mas não existem dados sobre seus efeitos nas crianças. É considerado seguro para uso durante a lactação, mas é importante que seja consultado seu médico para que ele avalie a necessidade do uso deste medicamento. (UPTODATE Drug information, 2017)

Como devo usar esse remédio?

Pode ser administrado imediatamente antes ou durante as refeições e deve ser deglutido com quantidade de água suficiente. Em caso de viagem, deve ser utilizado de maneira preventiva, com pelo menos meia hora de antecedência. Para os adultos, deve ser administrado 1 comprimido a cada quatro a seis horas, não excedendo 4 comprimidos (400mg) em um dia. Caso seus filhos necessitem do medicamento, recomenda-se a solução oral, 1,25mg por quilo de peso corporal a cada seis a oito horas para crianças de 2 a 12 anos. Caso insuficiência hepática, deve ser considerada redução da dose, uma vez que o medicamento é metabolizado no fígado. (MEDICINANET, 2017)

Quais são os eventos adversos mais comuns?

A reação adversa mais comum do Dimenidrinato é sedação e sonolência. Pode acontecer ainda dor de cabeça, erupções cutâneas e em casos raros reações anafiláticas, caracterizadas por uma reação alérgica sistêmica. Pode acontecer raramente visão turva, boca seca e retenção urinária (dificuldade para urinar), tontura, insônia e irritabilidade. (MEDICINANET, 2017)

Curiosidades

O Dimenidrinato não deve ser usado em pacientes com Porfiria (doença caracterizada por quantidades excessivas dos pigmentos porfirinas no sangue e urina) e é contraindicado para menores de 2 anos, portanto não medique seus filhos nesta faixa etária com este medicamento, e consulte o pediatra em caso de dúvidas.

Caso você tenha asma, glaucoma (aumento da pressão intraocular), doença pulmonar ou dificuldades para respirar, dificuldades para urinar, deverá tomar esta medicação com cuidado, pois ela pode piorar os sintomas destas doenças. (MEDICINANET, 2017)

Referências:

MORROW G, ROSENTHAL S. Models, mechanism and management of anticipatory nausea and vomiting. **Oncology**, 53(Suppl.1):4-7, 1996.

PAOLINI CA. Symptoms Management at the End of Life. **The Journal of the AmÉrican Osteopathic Association**. ;101(10):609 - 15. October 2001

DETTINO A et al. Consenso Brasileiro de náuseas e vômitos em cuidados paliativos. **Revista Brasileira de Cuidados Paliativos** 2011;3 (3) (Sup2)

HEALTH A-Z.Nausea and vomiting in adults, Dísponível em: <http://www.nhs.uk/conditions/vomiting-adults/Pages/Introduction.aspx>. Acesso em: 07 abr. 2017

DRAMIN. Bulário de Remédios Comerciais. Disponível em: <http://www.medicinanet.com.br/bula/2085/dramin.htm>. Acesso em: 07 abr. 2017

DIMENHYDRINATE. Drug information. Disponível em: < https://www.uptodate.com/contents/dimenhydrinate-drug-information?source=search_result&search=dimenidrinato&selectedTitle=1~28>. Acesso em: 07 abr. 2017

HOSPICE PALLIATIVE CARE PROGRAM. Symptom Guidelines Nausea. Fraser Health, British Columbia and the Fraser Valley Cancer Center. 2006; Disponível em: <http://www.fraserhealth.ca/media/14FHSymptomGuidelinesNausea.pdf>. Acesso em: 07 abr 2017.

Pele seca

Sayonara Mendes Silva

O que é?

A pele seca, ou cientificamente denominada de xerose cutânea, é consequência de uma modificação na barreira cutânea. As células epidérmicas perdem sua capacidade de reter a água, que então evapora, ocorrendo um ressecamento.

A causa pode ser de uma grande variedade de fatores biológicos, como a queda do ritmo de renovação celular, e outros fatores, como a poluição, a radiação solar, o fumo, o excesso de consumo de álcool, alimentação desequilibrada. De acordo com os estudos de Franquilino (2018), estes fatores são desfavoráveis para a hidratação, a manutenção da elasticidade e a firmeza da pele, o que acarreta alterações na pele, além de outros problemas de saúde.

Na pele ressecada, a principal característica é o espessamento da camada córnea, que ocorre devido ao baixo teor aquoso epidérmico. A água é imprescindível para o processo de descamação, quando as células córneas são liberadas para o ambiente de forma individual e imperceptível. Em decorrência da hidratação deficiente, a pele apresenta-se áspera, pouco flexível, sem brilho e sem maciez (BENY, 2003).

Dentre as características da pele seca, essa desidratação leva ao aparecimento de: descamação, fissuras, tensão, vermelhidão, rachaduras e, ocasionalmente, sangramentos, o que se tornam porta de entrada para microorganismos, inclusive patogênicos (BENY, 2003).

Os locais onde está mais evidente a pele seca são os membros inferiores, principalmente nas pernas e pés (BAUMANN, 2004).

Com o processo de envelhecimento, o teor de água da pele diminui. Por isso, é comum que pessoas idosas apresentem a pele mais seca. Vale ressaltar, que os idosos devem dedicar atenção especial à limpeza e hidratação da pele. Além de fazer esfoliação, já que isso elimina células mortas do rosto e facilita a absorção de outros produtos, como o hidratante. Evitar banhos muito quentes e demorados, que ressecam ainda mais a pele, e optar por sabonetes suaves ou infantis (FRANQUILINO, 2018).

Algumas vezes, o ressecamento da pele pode ser provocado por doenças que provocam descamação como: a dermatite atópica, a psoríase e a ictiose, entre outras. Nestes casos, é importante que o dermatologista diagnostique qual é a causa da descamação para indicar o tratamento mais adequado (DERMATOLOGIA.NET).

Qual remédio usar?

As emulsões O/A (emulsões óleo/água, por exemplo - cremes ou loções) são a forma farmacêutica mais apropriada para fórmulas hidratantes, sendo essenciais para combater a pele seca. Dar preferência para a formulações que constam emolientes e lubrificantes cutâneos e de mucosas. A hidratação é o melhor meio de se obter melhora no aspecto visual e tátil. Ela proporcionará sensação de conforto, alívio e toque agradável, auxiliando a restaurar a camada hidrolipídica e, assim, deixa a pele mais bonita, macia e sedosa. Enquanto este produto estiver na pele reterá água e a manterá hidratada.

Porque o remédio funciona?

Os cosméticos para pele seca são desenvolvidos para a hidratação do estrato córneo, por meio de mecanismos como: *oclusão*, *umectação* e *hidratação ativa* (BAUMANN, 2004).
Oclusão

O mecanismo de oclusão forma uma barreira lipídica superficial, por meio de um filme graxo sobre a pele, que evita a evaporação de água e a perda transepidermal. O filme formado por material lipofílico, dificulta a saída da água, o que faz aumentar a retenção hídrica na camada córnea (RIBEIRO, 2010).

Exemplos de ativos hidratantes oclusivos são os óleos minerais, animais e vegetais, além das manteigas vegetais, que são substâncias lipofílicas. Estes ativos cosméticos ajudam a retardar a perda de água (RIBEIRO, 2010).

A vantagem dos óleos vegetais (Abacate, Macadâmia, Germe de trigo, Girassol, Uva, Canola, Milho, Buriti, entre outros) é que são naturais e ricos em triglicerídeos de ácidos graxos insaturados, que são componentes da secreção sebácea. As manteigas vegetais (Karité, Manga, Cupuaçu, Tucumã, Cacau, Murmuru, entre outras) são naturais e ricas em triglicerídeos, mas apresentam um teor maior de ácidos graxos saturados (BAUMANN, 2004).

Umectação

Os agentes umectantes são higroscópicos, com alta capacidade de absorção de água. Os hidratantes que agem por umectação são capazes de reter a água proveniente da formulação, a água perdida pela camada córnea mais superficial na pele e da atmosfera (RIBEIRO, 2010).

Os umectantes que atuam como hidratantes cosméticos são hidrolisados de proteína vegetal ou animal, já os derivados proteicos têm a capacidade de reter e absorver água tanto do ambiente úmido, quanto da água que seria evaporada da pele e da formulação cosmética (RIBEIRO, 2010). Os agentes umectantes, por acumularem a água na pele, causam um leve edema do estrato córneo, dando percepção de pele mais lisa (BAUMANN, 2004).

Exemplos de ativos hidratantes umectantes são glicerina, sorbitol, lactatos entre outros. Estes ativos são capazes de reter água na superfície da pele (RIBEIRO, 2010).

Hidratação Ativa

Ocorre pelo uso de moléculas com ação higroscópica, que constituem o Fator Natural de Hidratação, estas substâncias penetram no estrato córneo e retém água, mantendo o conteúdo de água na pele. Tais componentes são frequentemente prescritos para tratamento de pele seca, por serem semelhantes estruturalmente as substâncias naturais do estrato córneo, resultado em maior compatibilidade com as células epiteliais (ROSSI; VERGANANINI, 1997).

Como devo usar esse remédio?

Os produtos hidratantes devem ser aplicados na pele diariamente, particularmente após o banho. Ou sempre que achar necessário hidratar a pele através de um produto hidratante de uso tópico.

Para evitar o ressecamento, é importante adotar algumas medidas complementares, como:

- beber bastante líquido, aproximadamente 2 L por dia;
- proteger a pele das agressões externas, evitando o sol em excesso e sem proteção solar;
- nas áreas de pouca oleosidade, não deve-se utilizar sabonetes em demasia, bucha e água muito quente, para não diminuir ainda mais o manto lipídico;
- caso sejam tomados mais de um banho por dia, os sabonetes devem ser usados no corpo todo apenas em um dos banhos, nos outros, usar apenas nos locais de dobras de pele (virilha, axilas) ou de maior oleosidade;
- evitar produtos que contenham álcool em sua fórmula, pois também podem ressecar a pele (DERMATOLOGIA.NET).

Quais são os eventos adversos mais comuns?

Caso apresente qualquer irritação e alergia na pele, suspender imediatamente o uso do produto e procurar um profissional especializado. O uso de cosméticos inadequados pode comprometer não só os resultados esperados com o tratamento bem como ocasionar reações indesejadas em várias partes do corpo.

Para realizar escolha consciente, não basta selecionar apenas os ativos adequados do produto tópico hidratante, é fundamental escolher uma base creme cosmética segura. A base cosmética compõe a maior parte do conteúdo dos cosméticos e quanto mais biocompatível ela for, menor a possibilidade de ela conter substâncias alergênicas ou tóxicas como os xenobióticos.

Procurar evitar produtos com xenobióticos, os quais contém substâncias estranhas ao organismo. Infelizmente uma série de ingredientes cosméticos estão entre os xenobióticos conhecidos, como: ftalatos, parabenos, derivados de petróleo, óleo mineral, parafina e propilenoglicol.

Os malefícios à saúde, por exemplo, os parabenos agem como se fossem o próprio hormônio estrogênio, o que contribui para problemas hormonais, alterações de ciclo menstrual e tumores cancerígenos (BUONA VITA, 2016).

Produtos com óleo mineral resultam em difícil absorção de nutrientes pela pele, causando tamponamento e reduzindo sua capacidade de transpiração celular. Além disso, é altamente comedogênico (acneico), ocasionando obstrução dos poros, além de aumentar a sensibilidade cutânea (BUONA VITA, 2016).

Outro componente nocivo, no caso, o propilenoglicol (utilizado em vários cosméticos, até mesmo em marcas de luxo) traz alteração na camada de proteção da barreira cutânea (BUONA VITA, 2016).

Curiosidades

O ideal seria fazer uso de cosméticos com o conceito de vegetalização, que substitui matérias-primas cosméticas sintéticas por outras consideradas sustentáveis em relação à sua obtenção e origem vegetal.

Atualmente as principais tendências são formulações com ingredientes naturais e inovadores, são os chamados cosméticos naturais, orgânicos, veganos ou biocosméticos.

Embora haja uma grande variedade de definições, quando se pensa em um cosmético natural, alguns pontos comuns devem ser levados em consideração. Em geral, de acordo com a regulamentação certificadora no Brasil a IBD (Instituto Biodinâmico), um cosmético orgânico, natural ou com ingredientes orgânicos:

- deve causar o mínimo de impacto ambiental, tanto na produção como no uso e descarte;
- deve ser seguro para uso humano;
- não deve ser testado em animais;
- não deve ser formulado com matérias-primas oriundas do sacrifício de animais;
- não deve conter derivados do petróleo (com exceção aos permitidos nas listas das entidades certificadoras);
- não deve conter matérias-primas advindas de certos processos de fabricação. Alguns desses processos são:

I. etoxilação: introdução de moléculas de óxido de etileno, um gás tido como tóxico, carcinogênico e mutagênico, às moléculas da matéria-prima;
II. sulfonação: inclusão de um grupo ácido sulfônico ou haleto sulfônico nas moléculas da matéria-prima;
III. fosfatação: obtenção de ésteres fosfóricos a partir de óxido de fósforo;
IV. propoxilação: introdução de óxido de propileno às moléculas da matéria-prima;
V. polimerização: união de várias moléculas (IBD Cosméticos - www.revistadecosmetologia.com/CosmeticosIBD.pdf)

O universo das matérias-primas para o desenvolvimento deste tipo de produto é, portanto, restrito, de forma que compor uma formulação com uma performance aceitável pelo consumidor é um grande desafio.

Um artigo publicado pela Prospector chama a atenção para o fato de que a garantia da segurança microbiológica do produto, dado que alguns conservantes são proibidos nos cosméticos orgânicos e naturais, e o preço da formulação, para o qual se espera um valor cerca de 50% maior que o de uma formulação sintética (PROSPECTOR, 2016).

Uma última informação a ser considerada é o fato de que, no Brasil, ainda não existe uma legislação para essa classe de cosméticos perante a ANVISA. No entanto, este cenário pode mudar em breve caso seja aprovado o Projeto de Lei do Senado nº 532, de 2015, ainda em tramitação, que "Altera a Lei da Vigilância Sanitária (Lei nº 6.360/1976) para dispor sobre cosméticos orgânicos, seu registro e identificação nas embalagens" (BRASIL, 2015).

Referências

BAUMANN, Leslie. **Dermatologia Cosmética**: Princípios e Prática. Editora Revinter, 2004.

BENY, Mariana G. Considerações sobre Pele Seca. **Cosmetics & Toiletries**: Edição em Português, São Paulo, v. 15, n. 2, p. 42-46, mar./abr. 2003.

BRASIL. Senado Federal. PROJETO DE LEI DO SENADO nº 532, de 2015. Disponível em: <https://www25.senado.leg.br/web/atividade/materias/-/materia/122691>. Acesso em: 15 dez. 2017.

BUONA VITA. Xenobióticos ameaças presentes também em cosméticos. 2016. Disponível em: <http://noticias.buonavita.com.br/index.php/2016/08/19/xenobioticos-ameacas-presentes-tambem-em-cosmeticos/>. Acesso em 20 abr. 2018.

DERMATOLOGIA.NET. Hidratação da pele: o que precisamos saber? Disponível em: < http://www.dermatologia.net/catestetica/hidratacao-da-pele-o-que-precisamos-saber/>. Acesso em 20 abr. 2018.

FRANQUILINO, Érica. Processo de envelhecimento. **Revista de Negócios da Indústria da Beleza**: Edição temática – Cosméticos para o público sênior. Tecnopress, n. 37, p. 18-21, mar. 2018.

IBD Cosméticos. Disponível em: <http://www.revistadecosmetologia.com/CosmeticosIBD.pdf>. Acesso em: 15 dez. 2017.

KEDE, Maria Paulina Villarejo. SABATOVICH, Oleg. **Dermatologia Estética.** 2 ed. rev. e amp. Atheneu, 2009.

PROSPECTOR. The Challenge of Natural Cosmetics. 2016. Disponível em: <http://knowledge.ulprospector.com/5138/pcc-challenge-natural-cosmetics/>. Acesso em: 15 dez. 2017.

RIBEIRO, Cláudio de Jesus. **Cosmetologia Aplicada a Dermoestética.** 2. ed. São Paulo: Pharmabooks, 2010.

ROSSI, A. B. R.; VERGANINI, A. L. Mecanismos de hidratação da pele. **Cosmetics & Toiletries**: Edição em Português, v. 9, p. 33-37, 1997.

Picada de Inseto

Paulo Roberto Worfel

O que é a doença?

Se considerarmos o número total de animais na terra, os insetos são a maioria e se distribuem ao redor de todo o globo. Dentre estes, vários entram em contato com o ser humano, seja através de picadas ou por contato cutâneo. Vários foram os casos relatados, além de inúmeras picadas isoladas e ataques, de insetos dentro de ouvidos e narizes, causando toda sorte de efeitos adversos.

Qual remédio usar e porque funciona?

O tratamento amplamente divulgado na mídia no momento da picada de inseto seja lavar com água e sabão, e em casos de inchaço (edema), vermelhidão e outras alterações locais a aplicação de gelo protegido com uma fina peça de roupa, para evitar o contato direto com a pele, pode reduzir a dor e a coceira ocasional. Porém encontramos com frequência fórmulas e misturas caseiras que prometem o alívio dos sintomas, desde macerado de algumas folhas até mesmo até mesmo deixar o membro afetado de mergulhado em álcool etílico. Quando não há descontinuidade da pele de forma significativa, a maioria desses procedimentos parece ser inócua, mas pode levar ao atraso de um atendimento especializado, no caso de uma complicação maior.

Encontramos com certa frequência casos de picadas por vespas e abelhas, seja por colheita de frutas onde os insetos se encontram, bem como algumas brincadeiras infantis como atirar pedras em ninhos de marimbondos. Nestes casos, a retirada do ferrão deve ser a mais rápida possível, no intuito da diminuição da entrada do veneno no organismo, já que estes, bem como aranhas e formigas, injetam o veneno na vítima. Para abelhas, tanto africana como europeia, este veneno é composto por hialuronidase, histamina, serotonina, cardiopeptídeos não tóxico, bloqueadores neuromusculares, neurotoxinas e várias outras substâncias ainda não conhecidas. Todo este coquetel gera uma resposta alergênica, o que pode levar até a óbito em algumas pessoas mais susceptíveis, sendo que esta reação fatal é encontrada em cerca de 1% a 3% em algumas populações, dependendo também da frequência de exposições, quanto mais frequente parece reduzir a sensibilidade ao veneno.

Em situações de poucas picadas, em pessoas não alérgicas, somente a retirada dos ferrões e compressas geladas ou frias, e uma consulta médica para a prescrição de analgésico e anti-histamínicos, se necessário, poderão resolver a situação, caso não se confirme a presença de infecções. Por isso a importância de uma avaliação mais criteriosa. As reações denominadas de regionais, menos graves, normalmente são a vermelhidão e o edema, que vão se expandindo até cerca de 2 dias, causando inchaços significativos.

Em casos mais sérios, como ataques por enxames, pode gerar consequências que levam pessoas com inúmeras picadas aos centros de emergência, inclusive com ferrões e insetos inteiros em bocas, narizes, ouvidos, presos em cabelos e pelos no corpo. De forma geral, ocorre uma reação sistêmica, iniciando em minutos após as picadas, a qual poderá abranger efeitos mais severos, além da vermelhidão, inchaço e coceira, como alterações circulatórias, com queda de pressão arterial, tonturas e quedas da vítima, com possíveis comprometimentos cardíacos, como palpitações, arritmias, chegando a possibilidade de desencadear infartos, caso já haja a existência de placas ateroscleróticas. No sistema digestivo, edema de lábios, língua, epiglote, cólicas abdominais, diarreia e vômitos. Existe ainda a possibilidade de bronco-espasmo, o qual pode ser reação de risco a pacientes asmáticos, além de, no decorrer do tempo, possibilidade de levar ao choque anafilático, lesão renal, torpor, coma e morte. Em casos de vítimas com hipersensibilidade, uma única picada pode levar à morte devido ao edema de glote, bem como a amplificação do quadro tóxico descrito anteriormente.

Nestes casos, logicamente, será necessário um cuidado hospitalar mais efetivo, mantendo abertas as vias aéreas, respiração e circulação, devido às complicações decorrentes principalmente do choque anafilático. Serão realizados cuidados especiais com a remoção dos ferrões, redução da dor da vítima e cuidados com as reações alérgicas que poderão ocorrer.

Os marimbondos e vespas também possuem um veneno constituídos por várias substâncias misturadas, algumas podendo causas reações alérgicas na vítima, e outras presentes no veneno que são substâncias tóxicas. No caso de pequeno número de picadas em pessoas não alérgicas, a maioria das vezes não exige um tratamento específico, sendo que lavagem, sabão e gelo podem ser aplicados e são suficientes.

Ainda, algumas vítimas de picadas por abelhas ou vespas podem necessitar de dessensibilização, para reduzir a resposta que pode gerar o choque anafilático. Pode também ser indicado um controle durante um período. Tanto em abelhas como em vespas pode ocorrer casos de reações alérgicas denominadas "doença do soro" que se manifestarão alguns dias depois do episódio das picadas, com dores nas articulações, encefalite e febre.

Quais são os eventos adversos mais comuns?

IMPORTANTE: Pessoas já conhecidamente alérgicas a picadas de vespas, abelhas e outros insetos devem ser identificados com pulseiras, tatuagens ou cartões para um reconhecimento e atendimento mais rápido, o que pode ser decisivo em algumas situações mais graves.

Encontramos com frequência também vítimas de picadas por formigas, as quais também picam com força e causam dor local, além do fato de que e algumas espécies possuem venenos tóxicos, como a formiga-de-fogo e a saúva, que, dependendo da sensibilidade da vítima e da quantidade de picadas que levou, pode necessitar de atendimento especializado, já que os efeitos causados pelo veneno podem ser anafilaxia, necrose e infecção secundária. A dor inicial da picada vai reduzindo com o passar das horas, e inicia-se a fase de intensa coceira, o que pode levar à ruptura da pele e causar as infecções.

Acidentes de inúmeras picadas de formigas foram relatadas em alcoólatras, que ao se encontrarem desmaiados, ficaram expostos a períodos extensos, sem reação, aos insetos, onde foram necessários cuidados médicos com a aplicação de compressas frias ou gelo, bem como a aplicação de corticoides sobre a pele, além da eventual necessidade de medicações para alívio da dor. Já foram também relatados óbitos causados pela hipersensibilidade a este tipo de picada em pessoas com hipersensibilidade.

Outros insetos que causam acidentes com frequência em determinadas épocas do ano (novembro a abril), em geral as com temperatura ambiental mais elevada, são os Lepidópteros, na forma de lagartas (Lonomia mais frequentemente) ou em contato com as microscópicas cerdas da mariposa *Hylesia sp*, que quando o inseto é atraído pelas luzes das casas e liberam as espículas, que podem entrar em contato com a pele, acabam causando dermatites do tipo pápulo-pruriginosas, causando com isso dor e coceira. Este quadro leve pode se controlado com compressas frias e banhos de amido.

A Lonomia, lagarta com suas cerdas pontiagudas, com várias substâncias ainda não identificadas e mais a histamina, causam acidentes quando entram em contato com a pele humana, gerando inchaço, queimação, dor e coceira, podendo evoluir para a formação de pequenas bolhas e posteriormente necrose tecidual. Alguns poucos casos, com extenso contato da vítima com a lagarta, as vítimas chegaram a ter náuseas, vômitos, além de dor de cabeça severa. Além deste fato, as picadas com a inoculação do veneno em maior quantidade, pode ocasionar o sangramento de feridas pré-existentes e em mucosas, devido à ação do veneno também sobre a coagulação sanguínea, podendo chegar à síndrome hemorrágica, com risco de problemas renais e pequenas hemorragias dentro do cérebro.

Em caso do contato menos extenso, a área deve ser lavada com água fria, elevação do membro em caso de inchaço (edema) e pomadas com costicosteróides, além da eventual necessidade de anti-histamínico. Contudo, se a vítima não souber o tipo de lagarta que causou o acidente, deve retornar em dois dias ao hospital ou centro de atendimento médico para uma nova avaliação.

REFERÊNCIAS

ANDRADE Filho, Aderbal; Campolina, Délio; Dias, Mariana Borges. Toxicologia na Prática Clínica. 2 ed. ED Folium, Belo Horizonte, MG. 2017.

FUNASA. Ministério da Saúde. Manual de Diagnóstico e Tratamento de Acidentes por animais peçonhentos. 2 ed. Fundação Nacional da Saúde, Brasília, DF. 2001. Disponível em bvsms.saude.gov.br/bvs/publicacoes/funasa/manu_peconhentos.pdf, acesso em 29/04/2018.

OLSON, Kent R. et all. Manual de Toxicologia Clínica. 6 ed. ED Artmed/Mc Graw Hill Education. Porto Alegre, RS. 2014.

GULLAN, P.J.; P.S. Cranston. Os Insetos: um resumo de Entomologia. Ed. Roca. São Paulo. 2007.

Piolhos

Ana Carolina Barcellos

O que é a doença?

Muito provavelmente você ou alguém de sua família já foi acometido por essa doença, que causa um prurido intenso na região do couro cabeludo. É a Pediculose Capitis, um quadro que ocorre pela infestação dos piolhos (chamados cientificamente de *Pediculus Humanus capitis*) nos fios de cabelo e no couro cabeludo. A Pediculose Capitis é uma doença que pode acometer qualquer pessoa, independentemente de sexo ou classe social, mas que acontece mais frequentemente em crianças. É causada pela fêmea do piolho, que tem um período de vida de aproximadamente 1 mês, no qual deposita 7 a 10 ovos ao dia, colocando-os na base dos fios de cabelo. Esses ovos são as chamadas lêndeas, cápsulas ovais que se desenvolvem em 8 dias, se transformando em ninfas, e que se transformam em piolhos dentro de mais 8 dias. Estes insetos possuem suas bocas adaptadas para sugar o sangue do couro cabeludo e áreas adjacentes, e pernas adaptadas para se fixar nos fios de cabelo. A infestação gera uma reação alérgica a saliva injetada pelo *Pediculus Humanus capitis* ao se alimentar (CENTERS FOR DISEASE CONTROL AND PREVENTION, 2017).

Caso não haja uma infestação prévia, a infestação primária pode levar de 4 a 6 semanas para se manifestar clinicamente com prurido. Em consequência do prurido, podem aparecer escoriações em couro cabeludo, pescoço e região posterior da orelha. Raramente podem acontecer infecções bacterianas secundarias, com linfonodomegalia na região cervical e posterior do pescoço (DEVORE, 2015, p. 5).

A transmissão se dá por contato direto com a própria cabeça, ou com objetos como chapéus ou bonés de uma pessoa que esteja com a infestação.

Qual remédio usar? O tratamento da pediculose capitis é recomendado. Podem ser utilizados ectoparasiticidas, escabicidas e antiparasitários tópicos. Um exemplo de ectoparasiticida é a Deltametrina. Não deve ser utilizado para tratamento de sobrancelhas ou cílios pois em contato com os olhos pode causar efeitos danosos. Esta medicação é contra-indicada em casos de feridas ou queimaduras que possam aumentar a absorção da substância (CAETANO, 2016).

Porque o remédio funciona? A Deltametrina é a substância mais ativa da classe dos piretroides, substancia sintética obtida por esterificação do ácido crisantêmico, extraído da flor do crisântemo. Apresenta elevado coeficiente de segurança e baixa toxicidade para mamíferos. Suas propriedades são notavelmente pediculicidas e escabicidas sendo o *Pediculus humanos capitis* extremamente sensível à sua ação, que é seletiva e se da após a absorção da substância através do exoesqueleto de quitina dos piolhos. Uma vez dentro do ectoparasita, a Deltametrina se fixa nos gânglios nervosos periféricos e nas estruturas motoras do Sistema Nervoso Central do inseto, produzindo excitabilidade, incoordenação motora, paralisia, letargia e consequente morte do mesmo (BULAS.MED,2017).

Como devo usar esse remédio? A apresentação em forma de shampoo pode ser usada com eficácia para esta doença, aplicando-se durante o banho nas áreas atingidas e friccionando o local com a ponta dos dedos. Após 5 minutos, retira-se o produto do couro cabeludo enxaguando-o com abundância. A Deltametrina nesta apresentação esta indicada somente para uso tópico, não deve ser ingerida ou inalada. Deve ser mantida fora do alcance dos olhos e mucosas. Se contato com olhos, lavá-los imediatamente com água corrente por alguns minutos. (BULAS.MED,2017)

Quais são os eventos adversos mais comuns?
Pode ocorrer irritação cutânea, ocular e reações de hipersensibilidade, sobretudo do tipo alergia respiratória. No caso do uso em pele lesada por feridas ou queimaduras, pode ocorrer

maior absorção da Deltametrina com efeitos gastrintestinais e neurológicos agudos. (BULAS.MED,2017)

Curiosidades: Os piolhos não tem a capacidade de voar, pular e nem usam animais domésticos como vetores para que sejam transmitidos. Lembre-se que a transmissão se dá por contato direto com alguém que esteja infestado. (CENTERS FOR DISEASE CONTROL AND PREVENTION, 2017)

REFERÊNCIAS

PARASITES. Lice-head Lice. Disponível em: <http://www.cdc.gov/parasites/lice/head/index.html>. Acesso em: 07 abr 2017.

DEVORE CD, SCHUTZE GE, Council on School Health and Committee on Infectious Diseases, **AmÉrican Academy of Pediatrics Pediatrics**. 2015;135(5):e1355

CAETANO N. BPR Guia de remédios 2016/2017 13 ed. Porto Alegre: Artmed. 2016.

BULAS DE MEDICAMENTOS. Deltacid (Profissional de Saúde). Disponível em: <http://www.bulas.med.br/p/bulas-de-

medicamentos/bula/2412/deltacid+profissonal+de+saude.htm>.
Acesso em: 07 abr 2017

Queimaduras

Carmen Mayanna Jamur

O que é a doença?

É uma lesão tecidual provocada pelo calor. Os danos a pele podem ser causados pelo sol, algumas substâncias químicas, líquidos quentes, fogo ou eletricidade.

As queimaduras são classificadas em Primeiro Grau, também chamada de queimadura superficial e envolvem apenas a camada mais superficial da pele, sendo uma lesão seca e sem bolhas. Os sintomas são intensa dor e vermelhidão local, mas com palidez na pele quando se toca. Melhoram no intervalo de 3 a 6 dias, podendo descamar e não deixam sequelas (LIMA-SERRA, 2006). Segundo Grau, divididas em 2º grau superficial e 2º grau profundo. A queimadura de 2º grau superficial é aquela que envolve a epiderme e a porção mais superficial da derme. Os sintomas incluem ainda o aparecimento de bolhas e uma aparência úmida da lesão. A cura é mais demorada podendo levar até 3 semanas. 2º grau profundas são aquelas que acometem toda a derme. Como há risco de destruição das terminações nervosas da pele, este tipo de queimadura, que é bem mais grave, pode até ser menos doloroso que as queimaduras mais superficiais. A cicatrização demora mais que 3 semanas e costuma deixas cicatrizes. e Terceiro Grau, queimaduras profundas que acometem toda a derme e atinge tecidos subcutâneos, com destruição total de nervos, folículos pilosos, glândulas sudoríparas e capilares sanguíneos, podendo inclusive atingir músculos e estruturas ósseas. São lesões esbranquiçadas/acinzentadas, secas, indolores e deformantes que não curam sem apoio cirúrgico, necessitando de enxertos (Sociedade Brasileira de Queimaduras).

Qual remédio usar?

A melhor forma de tratar uma queimadura recém ocorrida é simplesmente submeter a área atingida a água corrente. Sem nenhum composto adicional, principalmente não utilizar artifícios como pasta de dente ou outras substâncias. Somente a água corrente.

Porque o remédio funciona?

A água resfria a pele, impedindo que a queimadura se propague e atinja camadas mais profundas da pele.

Como devo usar esse remédio?

Aplicar água em abundância logo após sua ocorrência, preferencialmente água corrente e intermitente.

Quais são os eventos adversos mais comuns?

Não existe efeito adverso direto.

Curiosidades:

No antigo Egito os papiros relatam o uso tópico de um combinado de cola, pêlos de cabra e leite humano, já nas lesões infectadas utilizavam-se mel. Na China, há três mil anos, as queimaduras eram tratadas com folhas de chá contendo tanino (SINDER, 2006).

Referências

Pereira[1] EM, Dutra FC, Lonien SC. O paciente queimado e a cicatrização: uma revisão literária.

SINDER, Ramil. Evolução histórica do tratamento das queimaduras. In: GUIMARÃES JR, Luiz Macieira. Queimaduras. Rio de Janeiro: Rubio, 2006. p. 3-9.

LIMA JR, Edmar Maciel.; SERRA, Maria Cristina do Valle Freitas. Tratado de queimaduras. São Paulo: Atheneu, 2006. p. 275-278.

GUIMARÃES JR, Luiz Macieira. Queimaduras. Rio de Janeiro: Rubio, 2006. p. 3-9.

Suplementos vitamínicos

Carmen Mayanna Jamur

Suplementos vitamínicos são compostos industrializados que visam compreender doses dos complexos vitamínicos em uma cápsula, que deve ser tomada periodicamente. Entretanto, apenas devem ser acrescentados a dieta se os alimentos ingeridos não contém a quantidade adequada de vitaminas necessárias. Ou seja, requerem acompanhamento profissional para sua inclusão a rotina alimentar.

Propaganda e anúncios sobre suplementos alimentares são amplamente veiculados na internet e na televisão. A crença popular é de que se trata apenas de um reforço, completamente benéfico a saúde, o que não procede. O uso desses suplementos deve ser feito de forma adequada e moderada, onde o ideal mesmo é procurar orientação médica antes de tomar qualquer vitamina. Todo excesso não é recomendado, e em se tratando de vitaminas, o aviso é o mesmo.

Na atualidade, cansaço e estresse pela rotina são muito comuns, e também têm a indicação popular de que seriam amenizados ou controlados **pela ingestão de suplementos** alimentares. Entretanto, não existe nenhuma comprovação sobre isso. Através da indicação de um especialista, as doses serão feitas em quantidades adequadas, e nessa situação sim, a pessoa obterá somente os benefícios de uma dieta balanceada e completa, além de evitar danos à saúde, como sangramentos e distúrbios neurológicos, devido à superdosagem. Além disso é necessário ter muito cuidado com acúmulos. As lipossolúveis, por exemplo, que são solúveis em gordura, podem formar depósitos no organismo, levando mais facilmente a superdosagem (PESSOA, Letícia; JÚNIOR, Elias; 2013).

Referências

Vitaminas Lipossolúveis: hipervitaminoses e o consumo irracional de polivitamínicos. Pessoa, Letícia; Júnior, Elias; 2013.

Sociedade Brasileira de Endocrinologia e Metabologia. Texto disponível em http://www.endocrino.org.br/pela-vitamina-d/. Acesso em 30 de Janeiro, 2018.

6. EI, REBÂMIO?! RECAPITULANDO EM QUADRINHOS
Rafael Duarte Oliveira Venancio

O uso da linguagem visual pode ser uma ferramenta importante na divulgação científica. Plataformas utilizadas e exemplos de uso são inúmeros e o próprio PRAM/REBAM-UFPR tem ações em sua história onde a linguagem visual foi utilizada. Um exemplo vívido disso é o Pramosvaldo e as demais ilustrações de Rodrigo Tanoue e José de Andrade presentes no livro *Pramosvaldo e a automedicação*, de Herbert Arlindo Trebien publicado em 2012.

Em 2018, para o presente livro, o Projeto de Extensão em Narrativas Midiáticas (PREXNAMID-UFU), sediado no curso de Jornalismo da Faculdade de Educação da Universidade Federal de Uberlândia e coordenado por mim, apresenta Rebâmio. Ele é uma personagem de quadrinhos que ajuda a recapitular as informações mais importantes do presente livro.

Rebâmio é uma criação minha, dentro dos meus interesses e pesquisas em histórias em quadrinhos, bem como em narrativas midiáticas. A ideia é ser um personagem que diz muito com os balões de fala e também com os olhos.

Fique atento! Há muita informação bacana selecionada pelo Rebâmio nas próximas páginas!

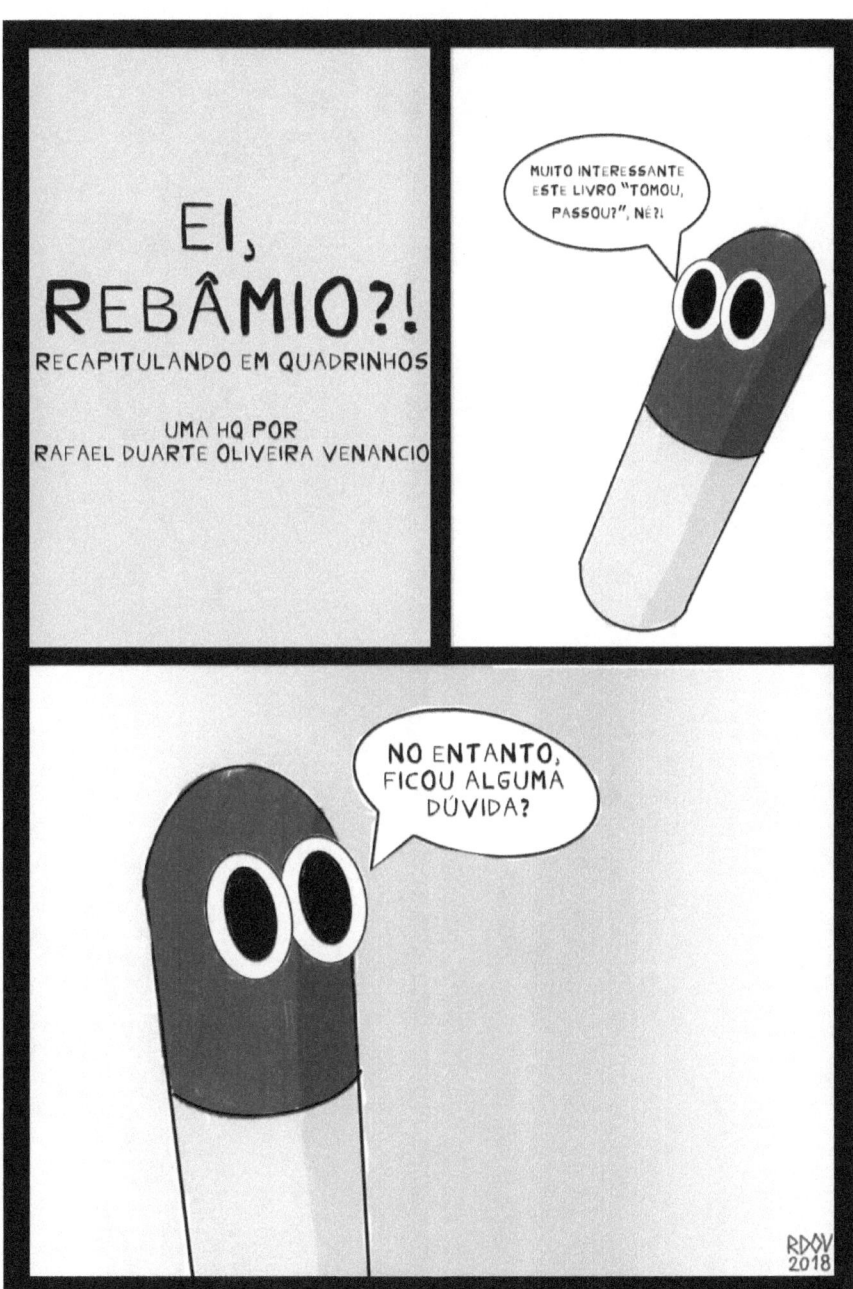

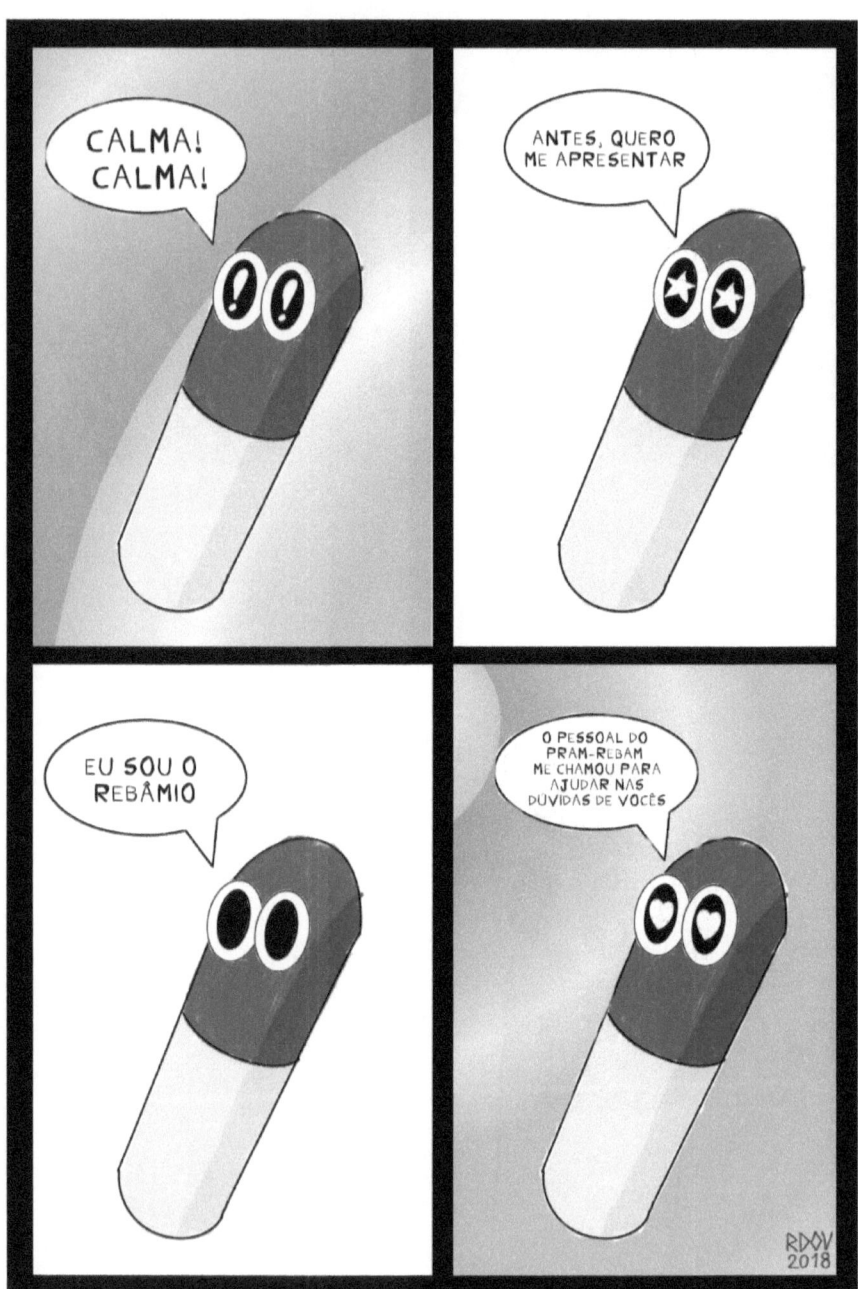

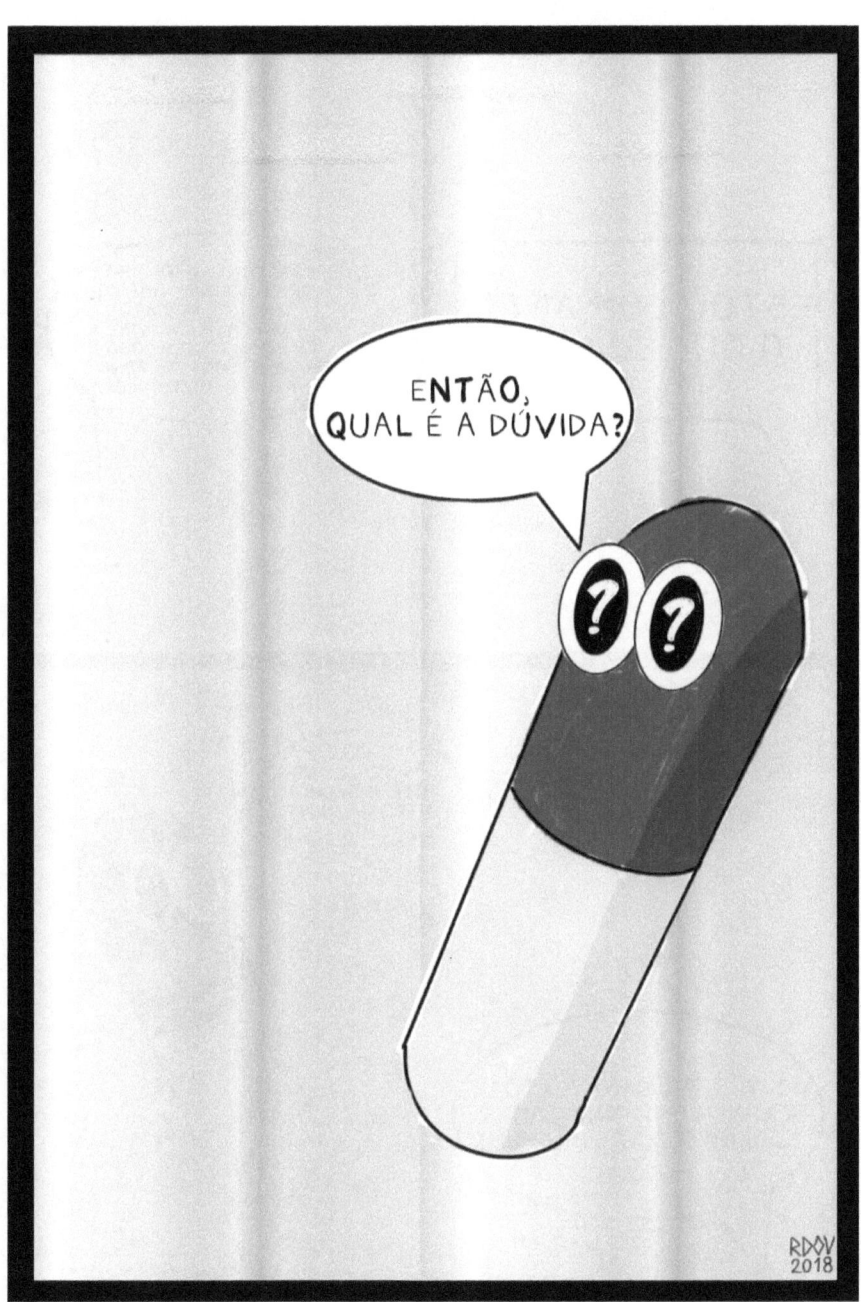

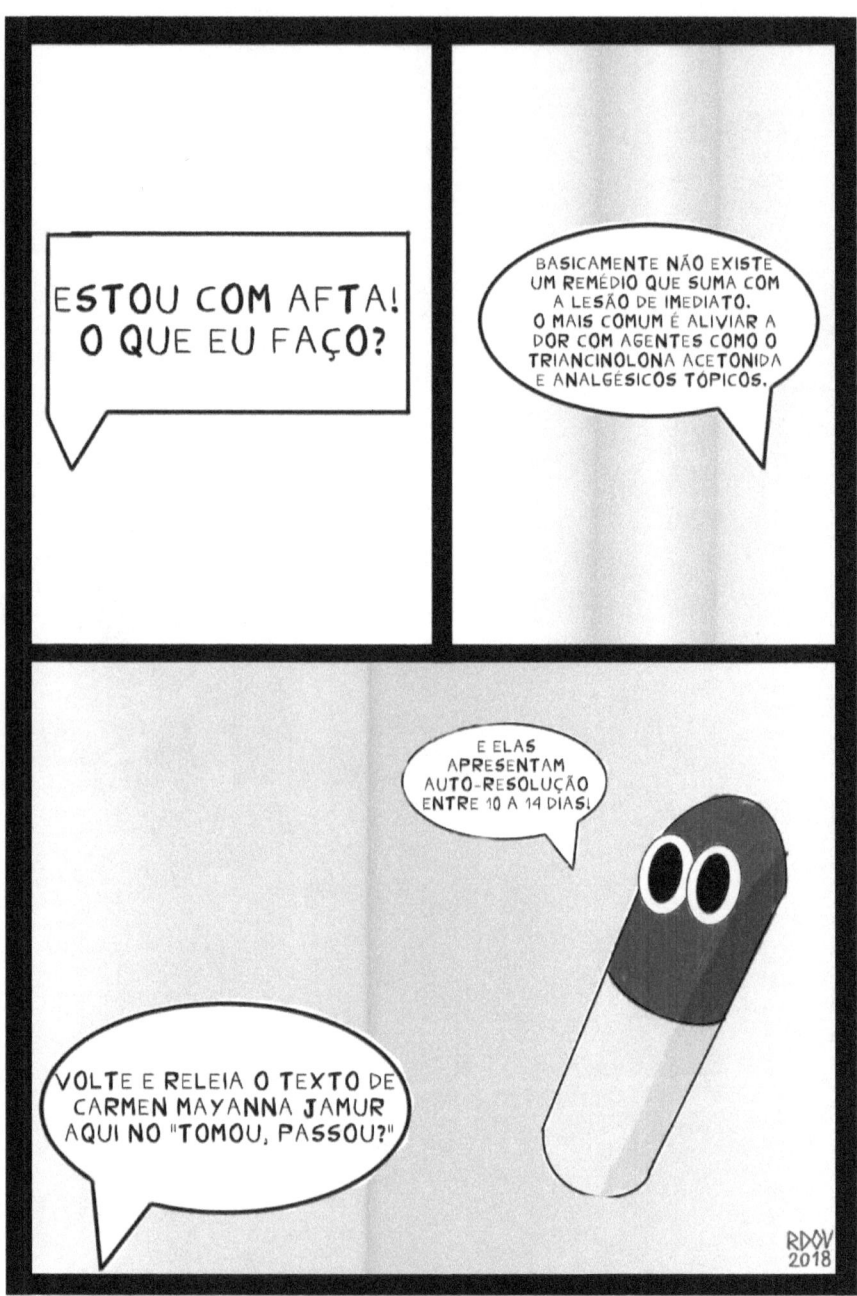

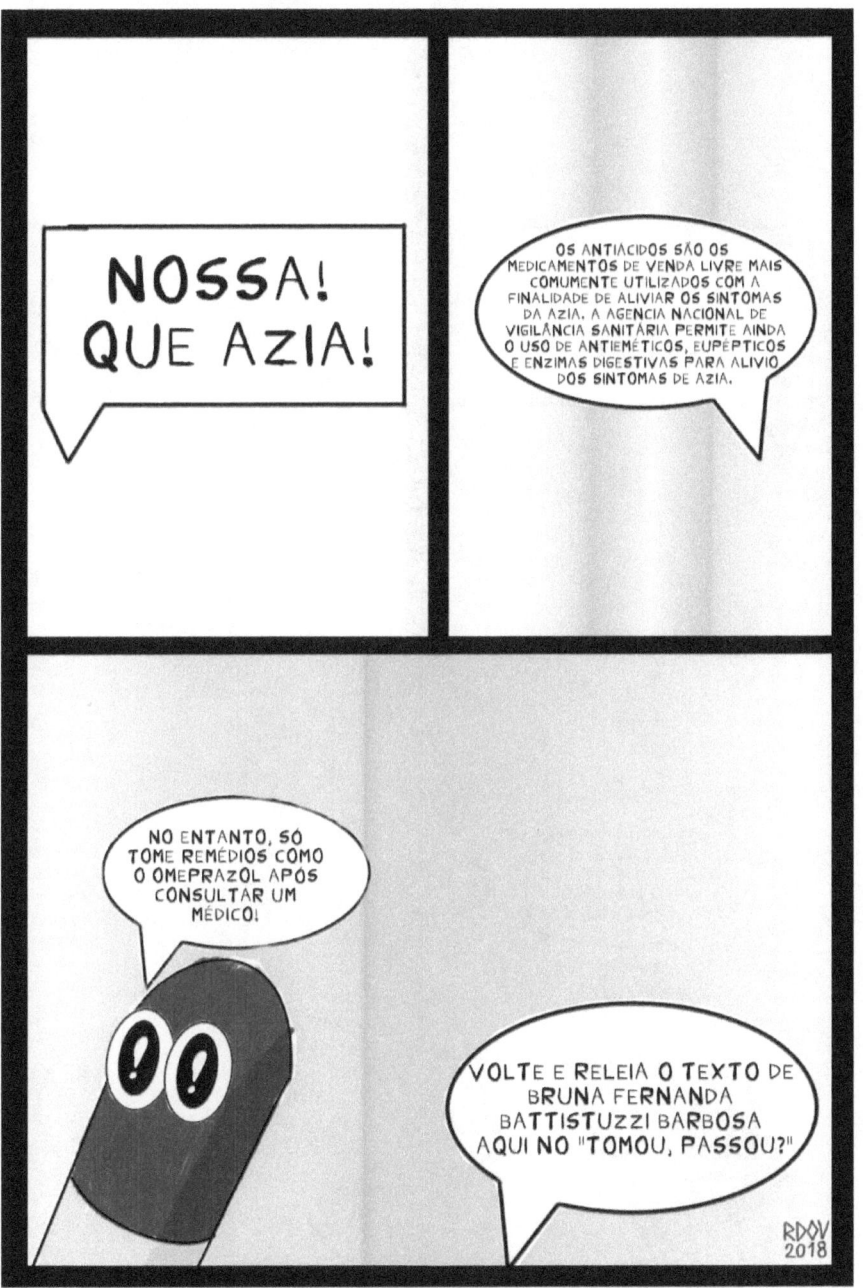

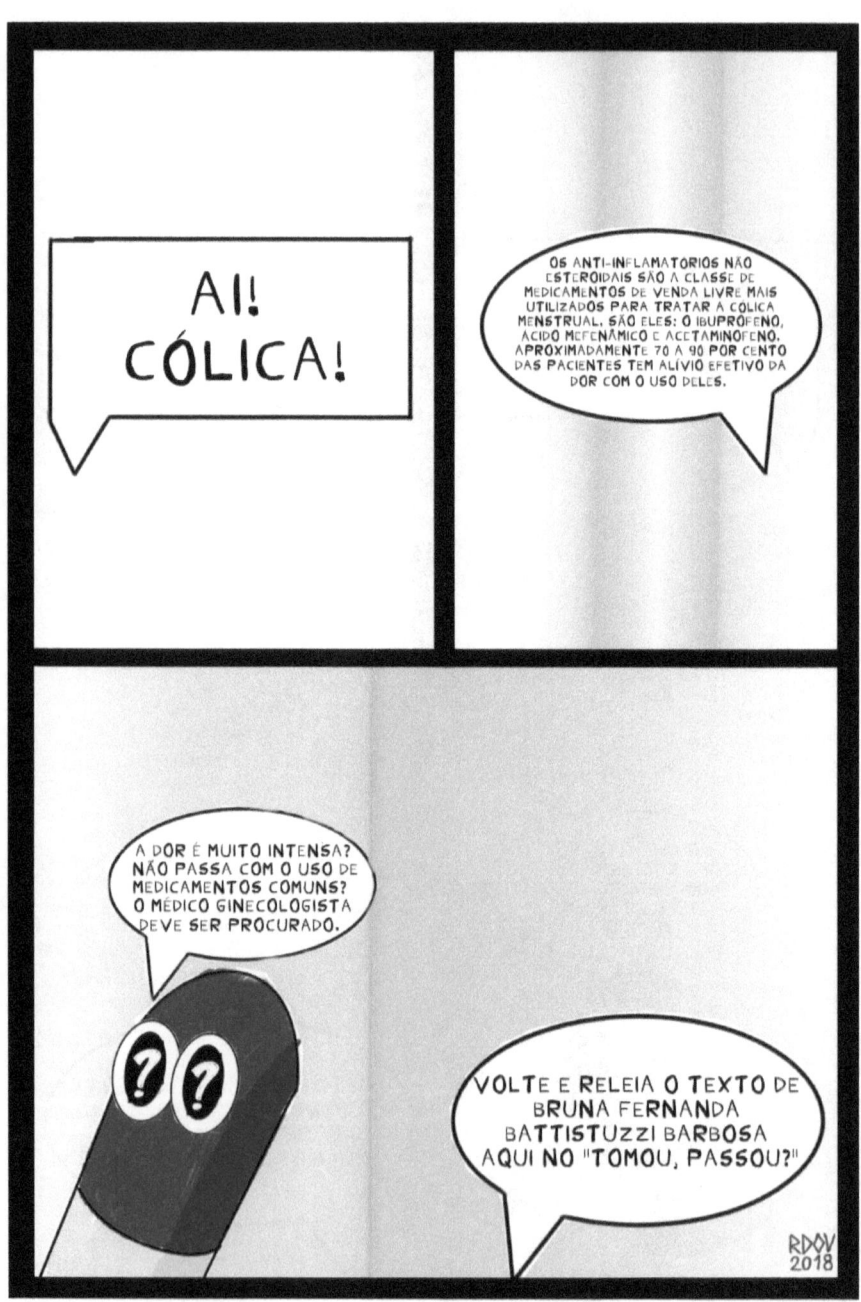

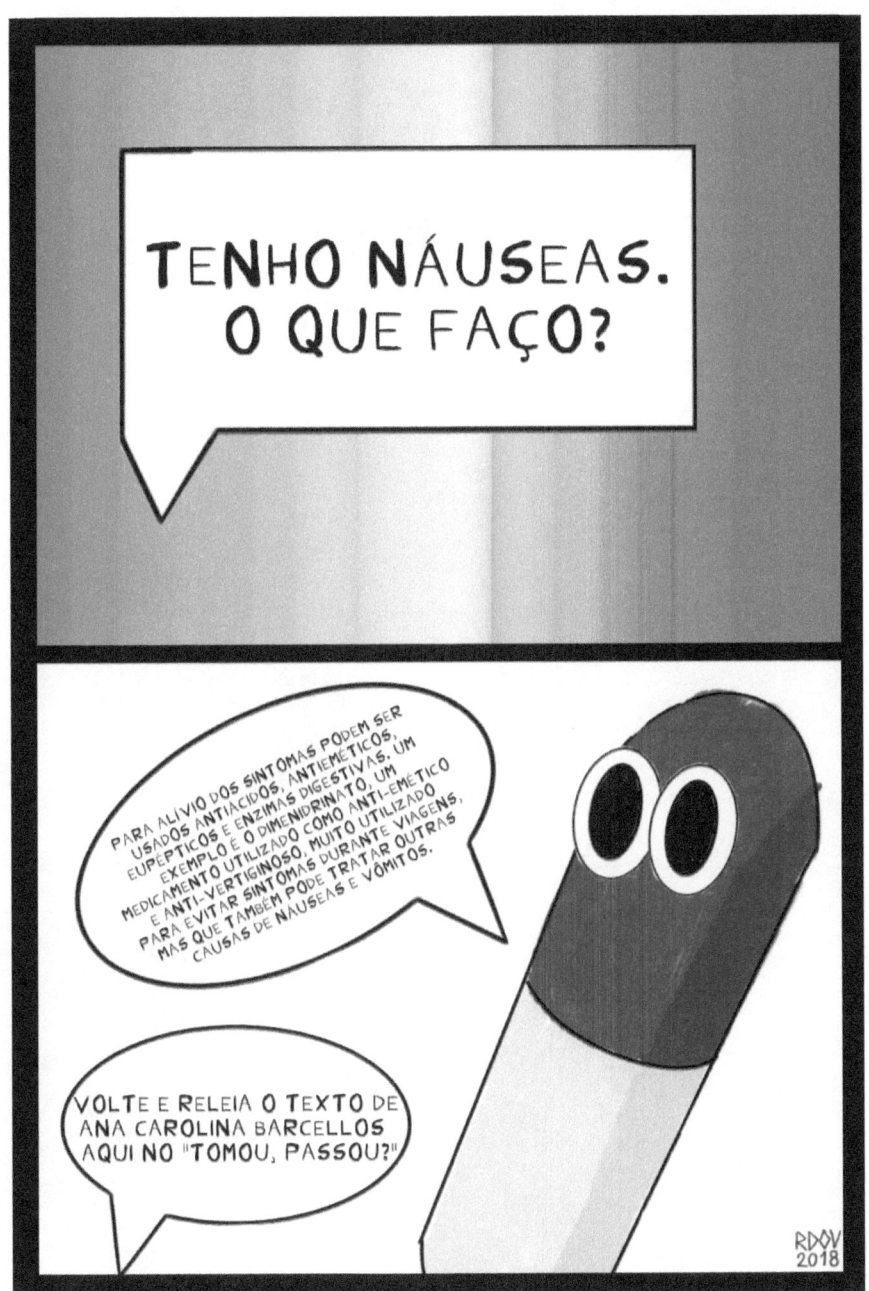

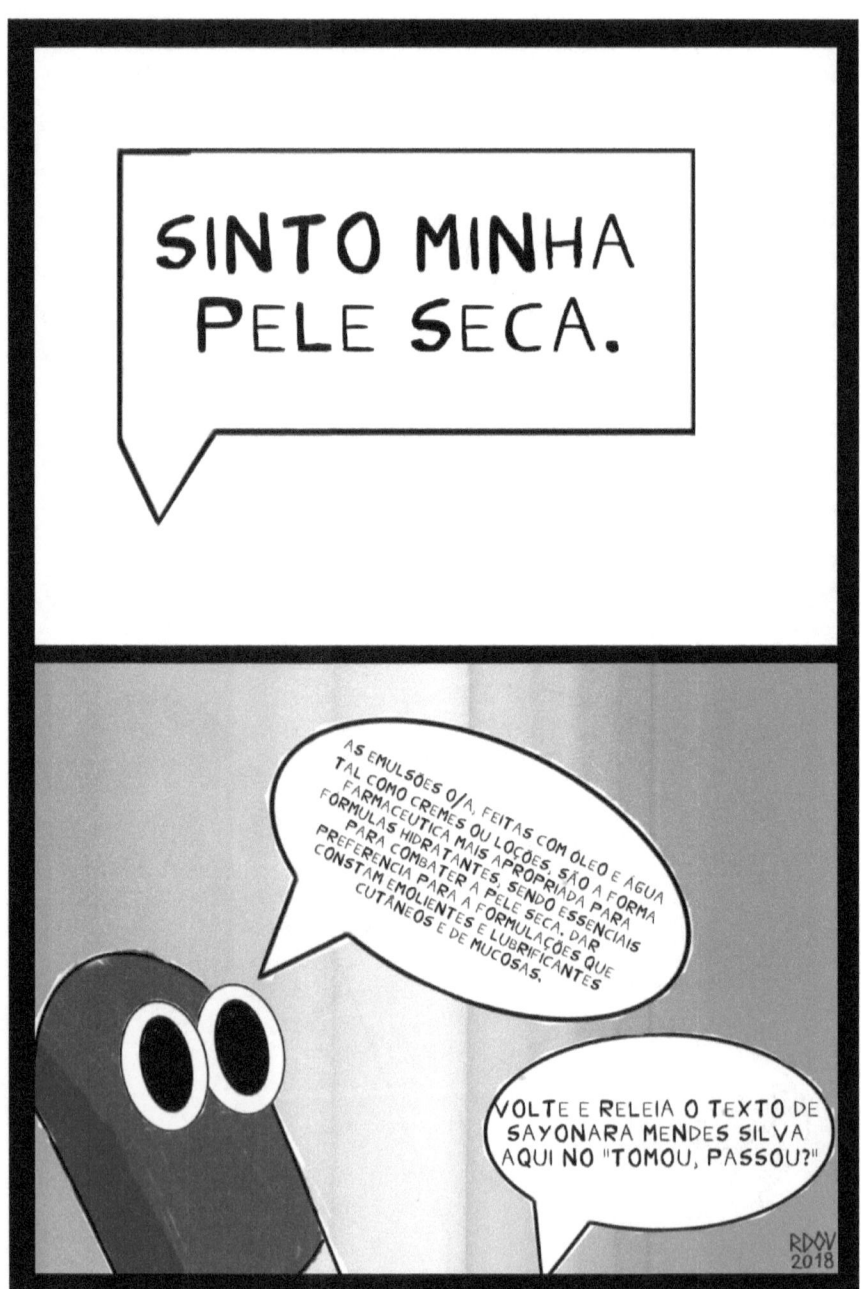

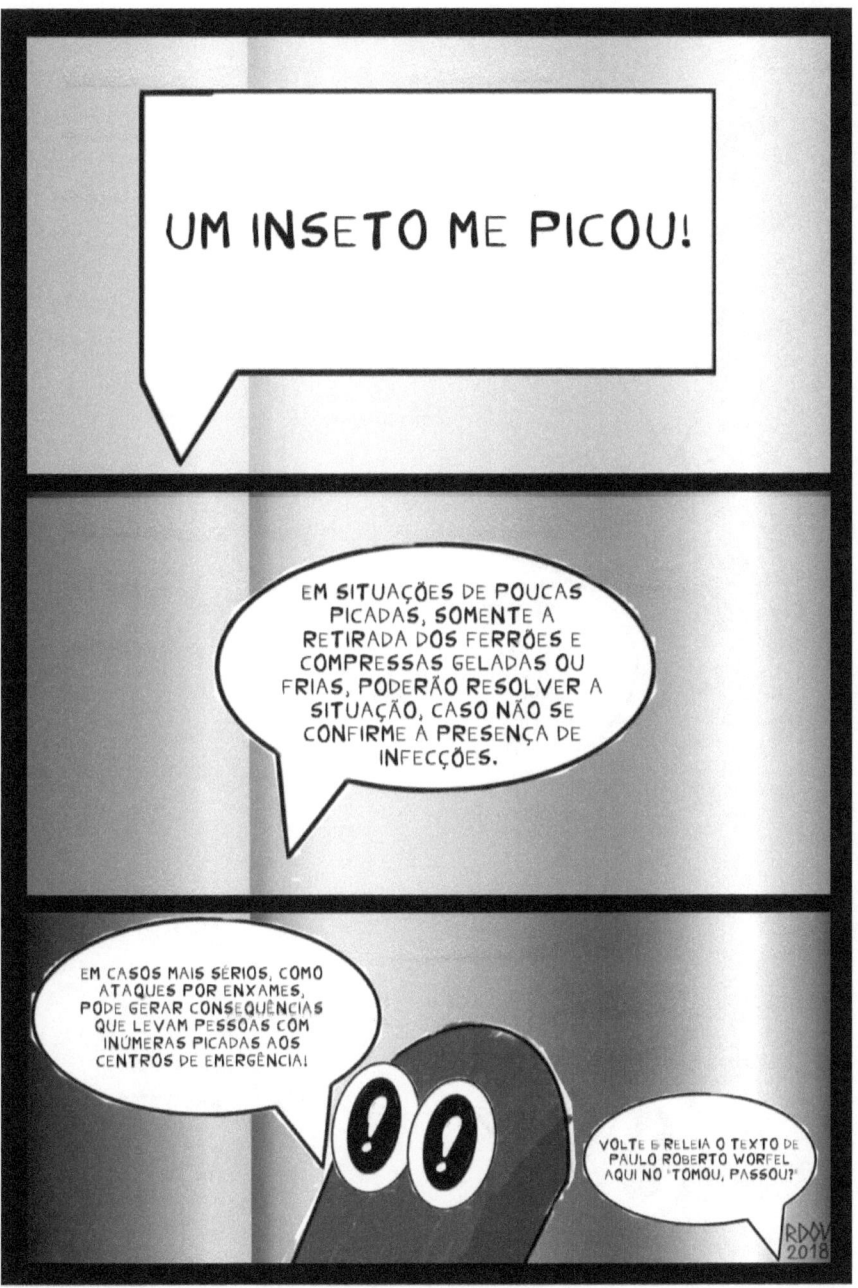

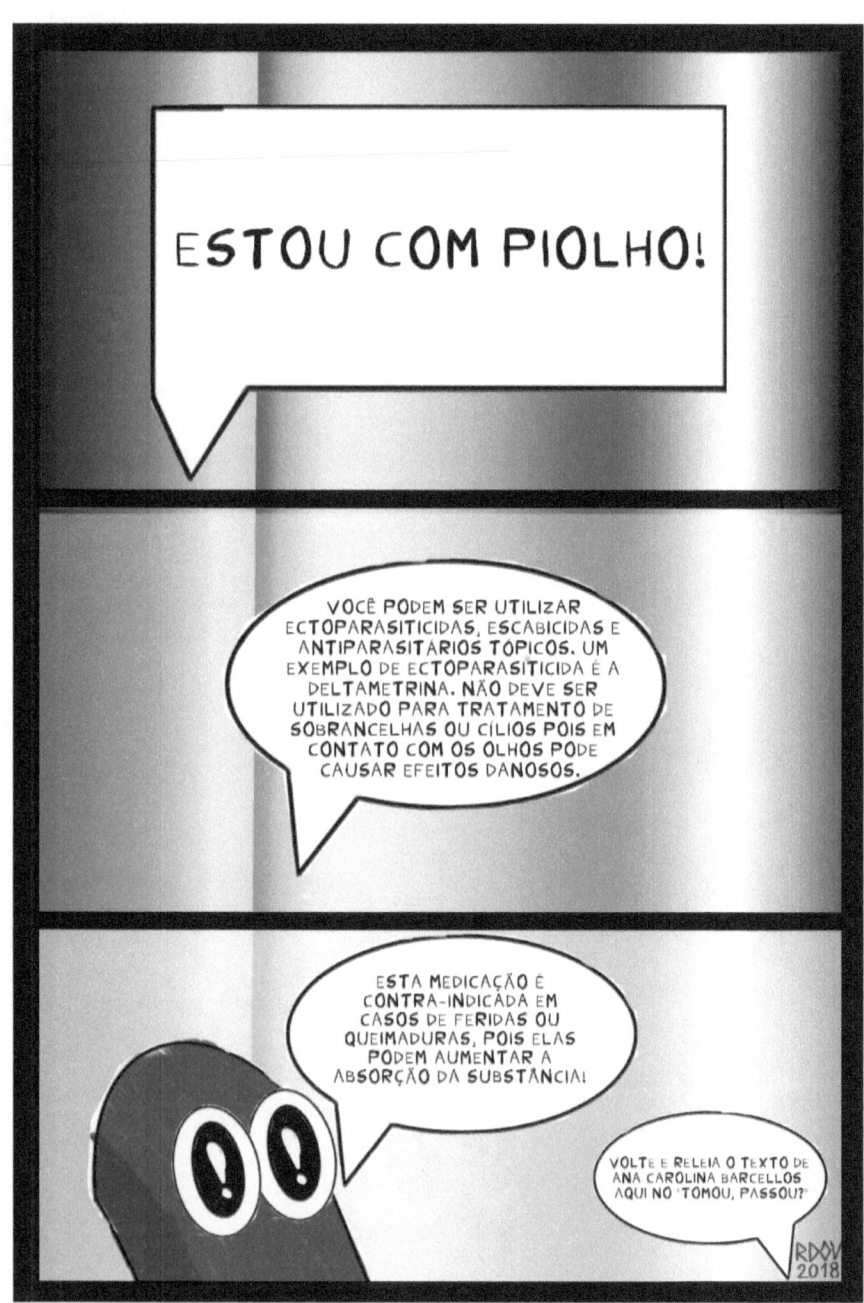

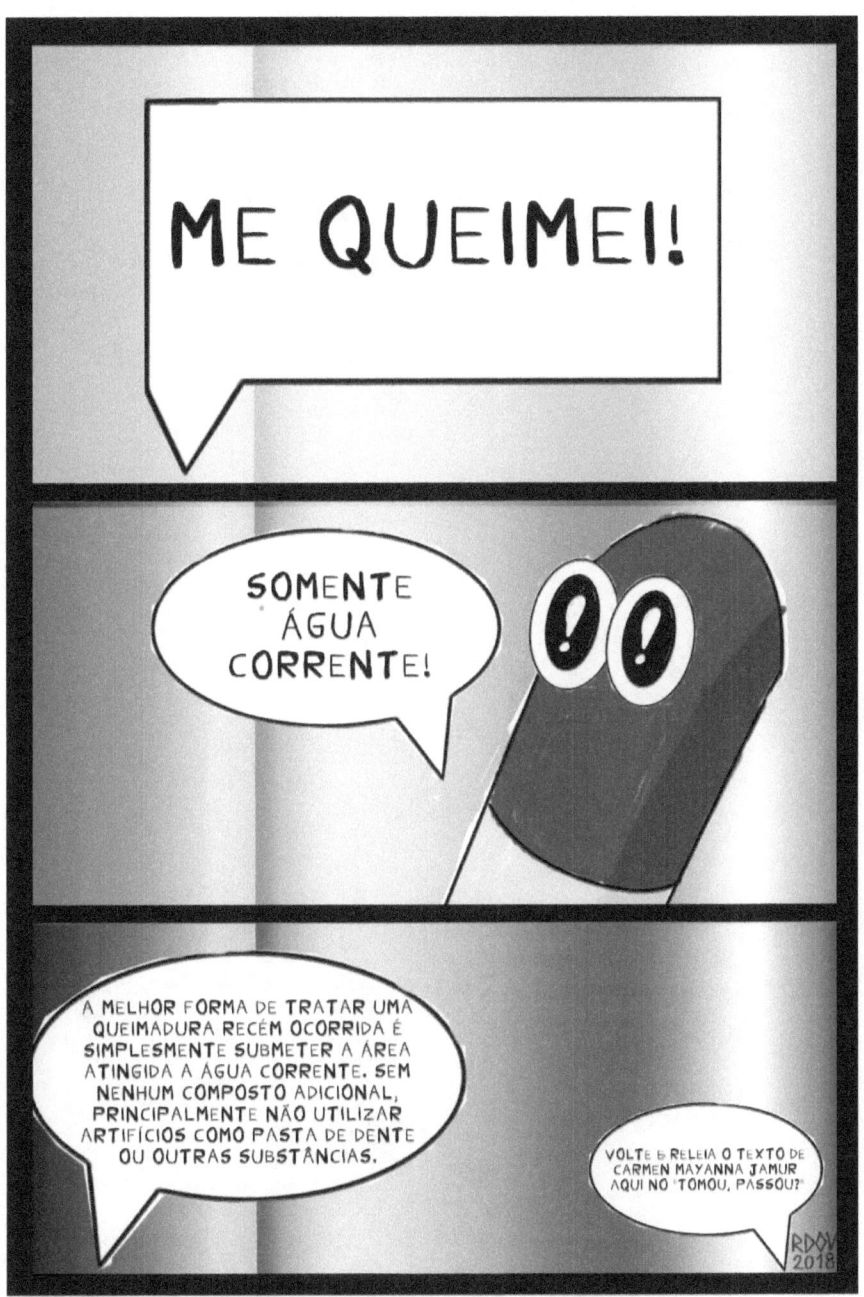

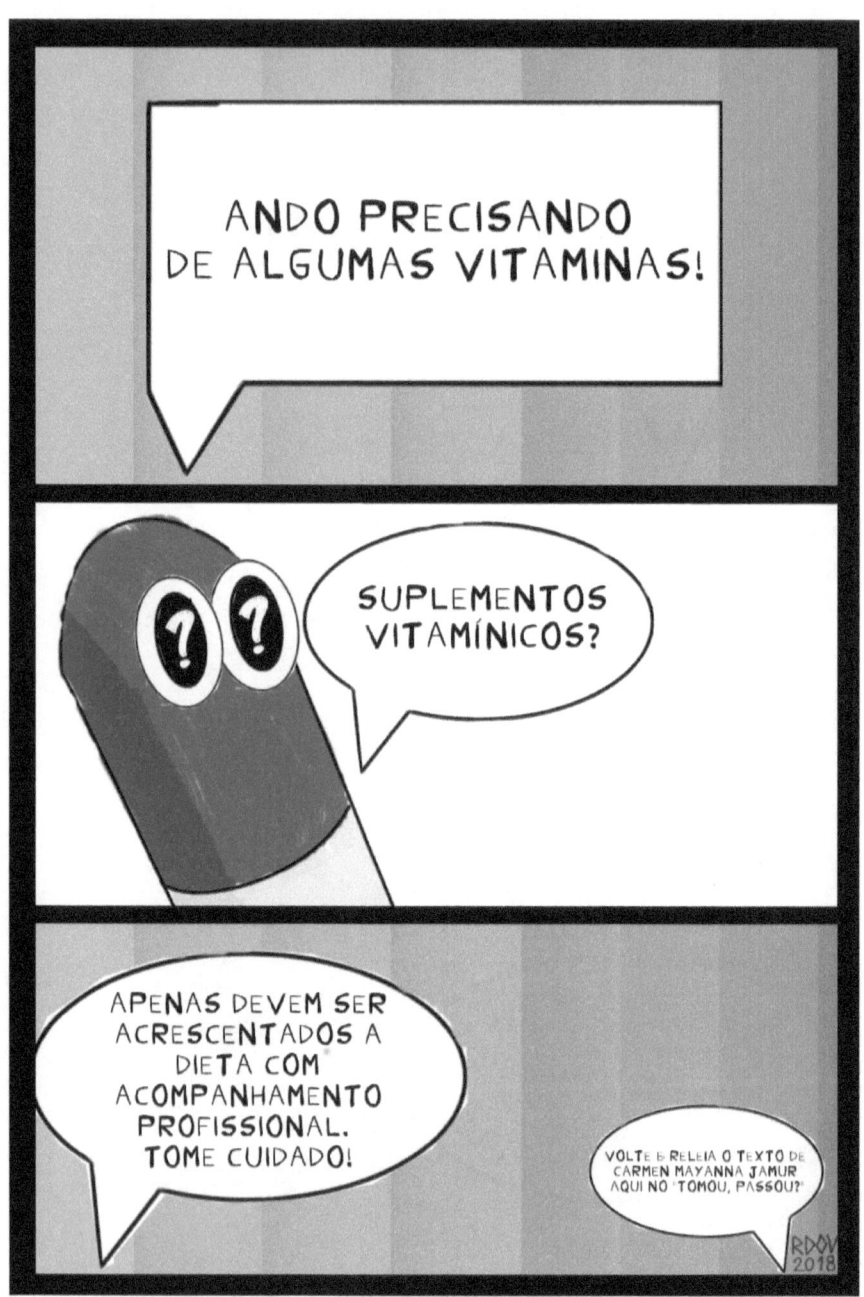

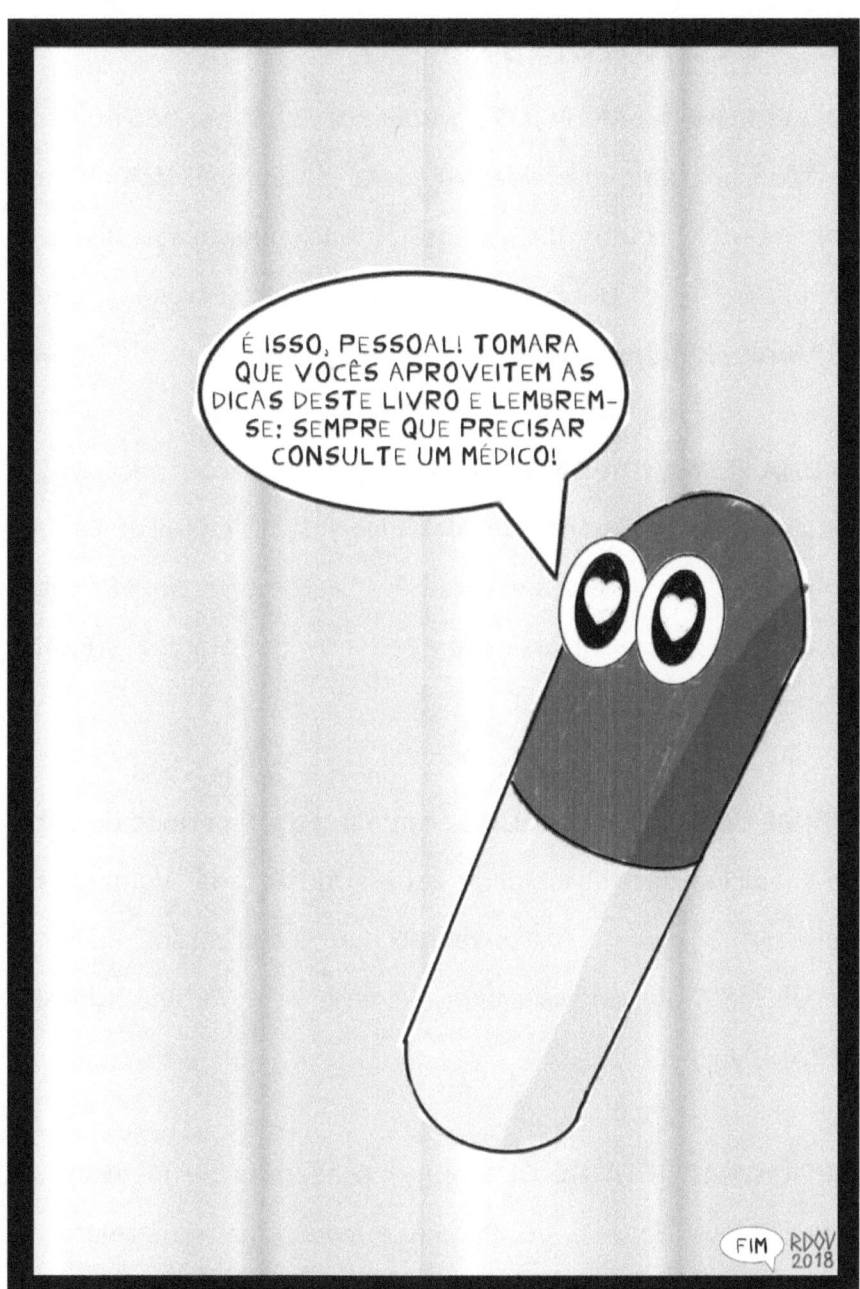

SOBRE OS AUTORES

ANA CAROLINA BARCELLOS é acadêmica do 10° período do Curso de Medicina da Universidade Federal do Paraná. Voluntária e bolsista do projeto de extensão "Automedicação: Riscos e Benefícios" da Universidade Federal do Paraná (PRAM-REBAM/UFPR) desde 2013.

BRUNA FERNANDA BATTISTUZZI BARBOSA é acadêmica do 10° período do Curso de Medicina da Universidade Federal do Paraná. Voluntária do projeto de extensão "Automedicação: Riscos e Benefícios" da Universidade Federal do Paraná (PRAM-REBAM/UFPR) desde 2014.

CARMEN MAYANNA JAMUR é acadêmica do 8° período do Curso de Medicina da Universidade Federal do Paraná. Voluntária e bolsista do projeto de extensão "Automedicação: Riscos e Benefícios" da Universidade Federal do Paraná (PRAM-REBAM/UFPR).

ÉRICA YAMASHITA DE OLIVEIRA é acadêmica de medicina da Universidade Federal do Paraná e voluntária no projeto de extensão "Automedicação: Riscos e Benefícios" da Universidade Federal do Paraná (PRAM-REBAM/UFPR).e membro da diretoria da IFMSA Brazil Comitê Local da UFPR.

HERBERT ARLINDO TREBIEN é doutor em Ciências Biológicas (Farmacologia) pela Universidade de São Paulo (2001). Possui também graduação em Farmacia pela Universidade Federal de Santa Catarina (1983) e mestrado em Ciências Biológicas (Farmacologia) pela Universidade de São Paulo (1991). É professor associado da Universidade Federal do Paraná onde coordena o projeto de extensão "Automedicação: Riscos e Benefícios" da Universidade Federal do Paraná (PRAM-REBAM/UFPR). É autor de diversos livros na área, com destaque para os três volumes da coleção "Saúde da Mulher e a Automedicação" (co-organizado com Janaina Marques, Amazon.com, 2017).

PAULO ROBERTO WORFEL é graduado em Licenciatura Plena em Educação Física pela Universidade Federal do Paraná (2001). Mestrado em Ciências - Bioquímica, também pela UFPR. Atualmente cursa o Doutorado em Fisiologia na Universidade Federal do Paraná na área de Endocrinologia e Reprodução. Colaborador do projeto de extensão "Automedicação: Riscos e Benefícios" da Universidade Federal do Paraná (PRAM-REBAM/UFPR). Possui experiência acadêmica em cultivo celular e metodologias de avaliação do estresse oxidativo.É docente das disciplinas de Bioquímica Geral, Fisiologia Humana e Biofísica, Cultivo Celular, Musculação e Treinamento de Força na Universidade Tuiuti do Paraná.

RAFAEL DUARTE OLIVEIRA VENANCIO é doutor em Meios e Processos Audiovisuais pela Escola de Comunicações e Artes da Universidade de São Paulo (2013). Possui também Graduação em Comunicação Social – Habilitação em Jornalismo (2008) e Mestrado em Ciências da Comunicação (2010), ambos também pela Escola de Comunicações e Artes da Universidade de São Paulo. É professor adjunto da Universidade Federal de Uberlândia, atuando na Graduação em Jornalismo e no Programa de Pós-Graduação em Tecnologias, Comunciação e Educação. Possui mais de cinquenta livros publicados, mais de oitenta artigos científicos e centenas de artigos jornalísticos, além de contribuições gráficas e artísticas, calcados em pesquisa com ênfase nas narrativas midiáticas, jornalismo esportivo e história em quadrinhos.

SAYONARA MENDES SILVA é doutora em Ciências Farmacêuticas - com ênfase em Fitoquímica pela Universidade Federal do Paraná - UFPR, Curitiba/PR (2012). Possui também Graduação em Farmácia e Bioquímica pela Universidade Estadual de Ponta Grossa/PR - UEPG (2003); Especialização em Farmácia Magistral: Alopatia e Homeopatia pela Faculdade CBES, Curitiba/PR (2005); e Mestrado em Química Aplicada pela Universidade Estadual de Ponta Grossa (2007); Atuação profissional como: Farmacêutica em Oncologia no ISPON; Farmacêutica Magistral em Farmácias de Manipulação; Farmacêutica Estatutária na Secretaria Municipal de Saúde - FRG/PR; Docente em Ensino Superior na UFPR e Faculdade OPET; Docente de cursos profissionalizantes do NRE-SEED/PR - Núcleo Regional de Educação, Secretaria de Educação do Estado do Paraná. Experiência na área de: pesquisa e ensino, gerenciamento técnico-administrativo e controle de qualidade no setor farmacêutico. Atualmente orientadora de Trabalhos de Conclusão de Curso da Faculdade Cathedral e I-BRAS - Instituto Brasil de Pós-Graduação, Capacitação e Assessoria; terapeuta de Florais de Bach; co-fundadora da Plenature Biobases Cosméticas e colaboradora do projeto de extensão "Automedicação: Riscos e Benefícios" da Universidade Federal do Paraná (PRAM-REBAM/UFPR).

SOBRE O LIVRO

Se você está com esse livro em mãos com certeza alguma coisa nele o interessou, ou a capa, ou título, ou o tema, mas antes de começarmos gostaria de contar um pouco da história de como esse livro surgiu.

Sempre tomamos remédios, quer seja por prescrição médica, quer seja por conta própria ou porque um amigo indicou, mas, nessas vezes em que nos aventuramos sozinhos no mundo das pílulas, comprimidos e cápsulas, nem sempre o resultado é o que esperamos, daí que vem o título desse livro "Tomou, passou?", pois nem sempre tudo o que tomamos irá fazer com que o mal estar passe. Muito por conta da vontade de ensinar e de evitar que efeitos indesejados ocorram ao tomarmos medicamentos por conta própria é que escrevemos esse livro, para que todos possam ter mais autonomia e conhecimentos básicos de como cuidar de seu próprio corpo. Mas esse livro não é uma obra que vem sozinha, ela faz parte de um projeto muito maior, o projeto de extensão "Automedicação: Riscos e Benefícios" da Universidade Federal do Paraná (UFPR).

Para quem não sabe, projeto de extensão é uma coisa que existe na maioria das universidades, e que tem como objetivo integrar o conhecimento teórico com a prática, fazendo com que os alunos devolvam para a comunidade todo aquele conhecimento que foi adquirido na graduação. E esse livro não deixa de ser mais uma forma de fazer essa integração, de tornar aquele linguajar sofisticado em algo mais palatável, mais acessível ao público e é por isso também que esse livro não tem a intenção de ser totalmente teórico, claro que a teoria será empregada, mas nele também há espaço para relatos de experiências vivenciadas no projeto, curiosidades e outros.

O projeto "Automedicação: Riscos e Benefícios" originalmente possuía outro nome: "Riscos da Automedicação" e foi idealizado pela Profª Estela Maria de Arruda Muñoz no ano de 1990. Durante muitos anos a coordenação do projeto ficou a cargo da profª Estela Maria, que posteriormente passou o bastão para outros professores até chegar ao Prof Herbert Arlindo Trebien, atual coordenador. A mudança do nome do projeto ocorreu no ano de 2014, pois, como vamos explicar com mais detalhes ao longo do livro, a automedicação não possui apenas riscos, mas também diversos benefícios, porém salientamos que ela não deve ser feita de forma indiscriminada ou sem um mínimo de conhecimento sobre aquilo que se está fazendo, e, mais uma vez, esse livro entra como fonte de informação para embasar melhor essa prática.

www.ingramcontent.com/pod-product-compliance
Lightning Source LLC
Chambersburg PA
CBHW031429210526
45464CB00005B/2118